硬化型胃癌病理诊断及前沿治疗

日本《胃与肠》编委会　编著

《胃与肠》翻译委员会　译

辽宁科学技术出版社
·沈阳·

Authorized translation from the Japanese Journal, entitled

胃と腸　第55巻第6号

スキルス胃癌—病態と診断・治療の最前線

ISSN: 0536–2180

編集：「胃と腸」編集委員会

協力：早期胃癌研究会

Published by Igaku–Shoin LTD., Tokyo Copyright © 2020

Simplified Chinese Characters published by Liaoning Science and Technology Publishing House, Copyright © 2023

© 2023辽宁科学技术出版社

著作权合同登记号：第06-2021-225号。

图书在版编目（CIP）数据

硬化型胃癌病理诊断及前沿治疗/日本《胃与肠》编委会编著；《胃与肠》翻译委员会译. —沈阳：辽宁科学技术出版社，2023.12

ISBN 978-7-5591-3115-7

Ⅰ.①硬… Ⅱ.①日… ②胃… Ⅲ.①硬化（病理）—胃癌—诊疗 Ⅳ.①R735.2

中国国家版本馆CIP数据核字（2023）第140171号

出版发行：辽宁科学技术出版社

　　　　　（地址：沈阳市和平区十一纬路25号　邮编：110003）

印 刷 者：辽宁新华印务有限公司

经 销 者：各地新华书店

幅面尺寸：182 mm × 257 mm

印　　张：6.5

字　　数：160千字

出版时间：2023 年 12 月第 1 版

印刷时间：2023 年 12 月第 1 次印刷

责任编辑：卢山秀

封面设计：袁　舒

版式设计：袁　舒

责任校对：黄跃成

书　　号：ISBN 978-7-5591-3115-7

定　　价：98.00元

编辑电话：024-23284363

E-mail：lkbjlsx@163.com

邮购热线：024-23284502

《胃与肠》官方微信：15640547725

目　录

硬化型胃癌病理诊断及前沿治疗

长浜 隆司[1]

关键词　硬化型胃癌　弥漫浸润型　皮革胃型胃癌　皮革瓶

[1] 千葉德洲会病院消化器内科・内視鏡センター　〒274-8503 船橋市高根台2丁目 11-1　E-mail : ryu-na@nifty.com

前言

"硬化型胃癌"现在临床上以《胃癌处理规范》为基准，描述其特点是："无明显溃疡或隆起，胃壁增厚变硬，病灶与周围黏膜分界不清。"硬化型胃癌属于浸润型4型，除此之外还有弥漫浸润型胃癌、皮革胃型胃癌（LP型胃癌）等多种名称。虽然历史上它们的定义和解释存在一些差异，但在日本，其不是指具有肉眼形态学特征的特定癌的形态，而是指病理组织学上基质极多、癌细胞少、高度纤维性结缔组织增生的胃癌的总称。

本书的主题是对硬化型胃癌进行全面整理，在开头将以文献的考察为中心，对各种名称的语源和历史进行概述。

硬化型胃癌

大约2500年前，古希腊的哲学家兼医生希波克拉底（公元前460年左右—公元前370年左右）就已经用"硬物"这个词来表示了。

Laennec（1812）提出了squirrhe（硬质）、encéphaloïde（类脑）和mélanose（黑色）作为癌的类型，Müller（1838）提出scirrhus（硬质）与carcinoma simplex（单纯癌）、carcinoma fibrosum（纤维性癌）应视为同样的类型，从那时起，scirrhus被描述为癌的一种类型。此后，Rudolf Virchow 在 1855—1856 年维尔茨堡大学的病理解剖学综述中，对 scirrhus 的描述是："癌分为两种形态：硬癌和软癌（或纤维性癌和细胞性癌）。在古代，坚硬的东西被称为 scirrhus，这个表达也适用于描述僵硬的形态。后来，所有坚硬的病变都被命名为 scirrhus。"由于当时 scirrhus 这个词用于多种状态和病态，所以为了区别，将其称为硬癌，而且是纤维性成分较多的癌。

在日本，绪方等在《病理学总论》中，将基质极其多、癌细胞较少的称为 carcinoma scirrhosum，或简称 scirrhus；而中村等也表示"skils"是指肉眼上以及组织学水平上的癌的质，不是指癌的量。也就是说，不是说癌的扩散范围或癌的肉眼型，而是应该理解为癌的局部性质即组织学的表现。也可以说，现在普遍认识到，skils 不是显示癌的特定肉眼形态，而是病理组织学上基质极其多、癌细胞较少、显示高度纤维性结缔组织增生的胃癌的总称。

皮革胃（LP）型胃癌

皮革胃（LP）型胃癌是 1859 年由 William Brinton 命名的，当时被认为是胃壁血管周围的疏松组织的纤维网状结构（filamentousnetwork of areolar tissue）的炎症性状态，之后 Saphir 和 Parker（1943）指出 LP 型胃癌的大部分是癌引起的，因为是胃的一种形态，所以称为皮革胃型胃癌（linitis plastica type of carcinoma）。

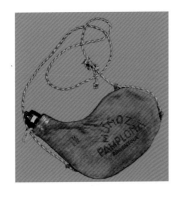

图1 leather bottle 类似幽门狭窄的胃形状

〔浜田勉. linitis plastica型胃癌—病态と诊断·治疗の最前线. 胃と腸 43：747–750，2008より转载〕

在此，参考 Borrmann 4 型与 LP 型胃癌的关系，《胃癌处理规范》根据胃癌肉眼型分类的 Borrmann 分类将胃癌分为 4 个主要类型。根据 Borrmann 的原著记载，硬癌是一种弥漫性浸润性癌，没有溃疡，无法触诊确定其范围，慢慢向贲门侧浸润，并将其归类为弥漫浸润型（diffuse karzinome）。

德国病理学家兼外科医生科涅茨尼（Konjetzny）从外科的角度评价 Borrmann 分型是有用的，并建议将弥漫性癌分为两种类型：skirrhus 和纤维性癌（carcinoma fibrosum）。

科涅茨尼（Konjetzny）的 *Der Magenkrebs*（1938 年出版）在 1981 年由山田、内山等完全翻译成日文出版。文中弥漫性癌部分中，有对 LP 型胃癌的描述，它与纤维性癌（carcinoma fibrosum）是一样的，表现为 LP 型胃癌形态通常是从胃窦开始，从早期开始呈环状扩张，由此引起胃壁增厚，幽门和胃窦的大部分形成了硬化的圆柱形肿瘤，整体上有水壶胃（feldflaschen form）的表现。

此后，Ming 以 Borrmann 4 型癌表示局限于幽门部等弥漫性癌，当癌浸润涉及全胃时，称之为 LP 型胃癌。在日本，佐野、中村等从病理组织学的角度进行整理，对在幽门腺区域产生并呈现幽门狭窄和在胃底腺区域产生并胃部呈现皮革瓶（leather bottle）样畸形两种类型大致区分，后者被称为 LP 型胃癌。但当时科涅茨尼（Konjetzny）将 LP 型胃癌描述为水壶胃（feldflaschen form），来表示幽门狭窄的例子，而胃体部狭窄的例子好像很少。

当今临床上经常使用的皮革瓶状外观（leather bottle likeappearance）最初被描述为水壶胃（feldflaschen form）形式。因为外形酷似皮革水壶，所以被称为皮革瓶（leather bottle）。据笔者调查，其语源不明，但推测可能是倡导 LP 型胃癌的中村在去南美时发现了皮囊状水壶，由于形态相似性而在著作《胃癌的构造》中作了介绍。

中村在 1983 年出版的著作中描述了皮革瓶（leather bottle）样的表现，侵入幽门环附近整个幽门胃窦的未分化癌的 Borrmann 4 型癌，由于幽门胃窦的收缩和胃部的扩张，它在 X 线上呈一个倒置的皮革瓶（leather bottle）形状（**图1**），与 LP 型胃癌无法区分。为了区分这一点，需要附加葡萄酒没有溢出的皮革瓶（leather bottle）状态（**图2**）的条件，随着 LP 型胃癌病理生理学的研究进展，对其形态学的认识也发生了变化。

基于这样的历史背景，吉井描述了 Borrmann 4 型、LP 型胃癌的区别（**图3**），总结如下：Borrmann 4 型和硬质重叠范围很广，但也有一些部分不重叠。LP 型胃癌被定位为 Borrmann 4 型胃癌的一种特殊类型，目前已被广泛认可。

结语

过去，弥漫性浸润型胃癌曾 8 次以硬化型胃癌和 LP 型胃癌等名称作为主题出现在出版的图书中，这一次，我们策划本书，收集覆盖所有这些硬化型胃癌病理生理学诊断和治疗的前沿资料。众所周知，在硬化型胃癌中，LP 型胃癌与其他硬化型胃癌生物学恶性程度不同，现在各种各样的分类记录是以《胃癌处理规范》为基准进行的，在本书中，我们希望您从广义上讨论被分类为肉眼型分类 4 型的广义的硬化型胃癌的病理诊断和治疗现状。近年来胃内环境的变化，即年轻人的幽门螺杆菌（*Helicobacter pylori*）感染率降低，因除菌治疗引起的背景

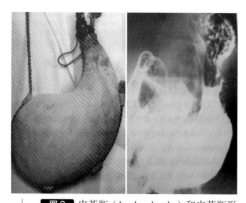

图2 皮革瓶（leather bottle）和皮革瓶形X线图像对比
〔中村恭一，他. linitis plastica型胃癌—その成り立ちと早期診断. 医学書院，2011より転載〕

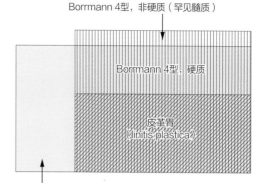

Borrmann 4型，非硬质（罕见髓质）

Borrmann 4型，硬质

皮革胃
（linitis plastica）

Borrmann 4型以外的类型
（例如，Borrmann 3型、Ⅱc型）

| | Borrmann 4型 | | 硬化型胃癌 | | 皮革胃（linitis plastica） |

图3 硬化型胃癌、Borrmann 4型胃癌、LP型胃癌的关系
〔吉井隆博. スキルスの概念と組織発生. 胃と腸 11：1297–1305, 1976より一部改変して転載〕

黏膜发生变化等，发病频率发生了变化吗？随着现代技术的进步，各种图像增强内镜检查法（image enhanced endoscopy，IEE）的开发，硬化型胃癌的初期病变，原发性病变（primary lesion）的筛查诊断和进展度诊断的进步，胃癌整体的 5 年生存率超过 70%，而其中 4 型胃癌的 5 年生存率仍在 10% 以下。对于可手术的 23.8% 预后仍不理想的硬化型胃癌，请专家分别撰写外科治疗和化学疗法的最前沿资料，期待能弄清目前硬化型胃癌的实际情况。

最后，我要对已故的江头由太郎教授表示感谢，他原计划与我们共同策划本次主题。

参考文献
[1]日本胃癌学会（編）. 胃癌取扱い規約，第15版. 金原出版，pp 10–11, 2017.
[2]吉井隆博. スキルスの概念と組織発生. 胃と腸 11：1297–1305, 1976.
[3]望月孝規. 胃スキルスの病理. 胃と腸 11：1261–1264, 1976.
[4]緒方知三郎，三田村篤志郎，緒方富雄. 病理學總論，下の巻. 南山堂，1933.
[5]中村恭一，菅野晴夫，杉山憲義，他. 胃硬癌の臨床的ならびに病理組織学的所見. 胃と腸 11：1275–1284, 1976.
[6]Brinton W. The Diseases of the Stomach, with an Introduction on Its Anatomy and Physiology ; Being Lectures Delivered at St. Thomas' s hospital. J. Churchill, London, 1859.
[7]Saphir O, Parker ML. Linitis plastica type of carcinoma. Surg Gynecol Obstet 76; 206–213, 1943.
[8]中村恭一，菅野晴夫，丸山雅一，他. Linitis plasticaの原発巣についての病理組織学的研究—胃底腺粘膜から発生した癌とlinitis plasticaとの関係. 胃と腸 10：79–86, 1975.
[9]Borrmann R. Geschwülste des Magens und Duodenums. Verdauungsschlauch. Springer, Berlin, pp 812–1054, 1926.
[10]佐野量造，下田忠和，竹内正. スキルス（Linitis plastica）の組織発生に関する病理学的ならびに生化学的研究. 胃と腸 9：455–465, 1974.
[11]Konjetzny GE，山田喬，内山雄一（訳）. De Magenkrebs. 学際企画，1981.
[12]Ming SC. Tumors of the Esophagus and Stomach, Atlas of Tumors Pathology, 2nd series. AFIP, Washington DC, 1973.
[13]佐野量造. 胃疾患の臨床病理. 医学書院，1974.
[14]浜田勉. linitis plastica型胃癌—病態と診断・治療の最前線. 胃と腸 43：747–750, 2008.
[15]宇賀治良平，長浜隆司. leather bottle like appearance. 胃と腸 52：572, 2017.
[16]中村恭一. 胃癌の構造，第3版. 医学書院，2005.
[17]中村恭一. Borrmann 4型胃癌，スキルス，linitis plasticaの用語の混乱について思うこと. 胃と腸 18：289–290, 1983.
[18]中村恭一，馬場保昌. linitis plastica型胃癌—その成り立ちと早期診断. 医学書院，2011.
[19]日本胃癌学会. 胃がん学会全国登録解析結果報告—2011年手術症例. http://www.jgca.jp/entry/iganhtml/doc/2011_report.pdf（2020年4月閲覧）.

硬化型胃癌的病理诊断

河内 洋 [1]

野田 启人 [2-3]

中野 薫 [1]

摘要●关于硬化型胃癌的病理诊断，对①历史上的定义、②肉眼和组织病理学特征、③与4型胃癌、LP型胃癌等显示相似或相似病变的术语的区别、④实际临床上的辨别进行阐述。从病理组织学上看，无论起源部位、宏观类型、组织学类型、扩散等如何，硬化型胃癌都与纤维性结缔组织的高度增生有关。病理诊断为硬化型胃癌的病变包括LP型、幽门狭窄型、3型硬化型胃癌和0-Ⅱc型硬化型胃癌。临床上，硬化型胃癌常在胃腺黏膜区有原发灶，进展迅速，呈广泛进展，是一种伴有胃壁或幽门窦硬化收缩的LP型胃癌。通常是指在幽门窦有原发病变的幽门狭窄类型之一。除了LP型胃癌之外，4型胃癌还包括那些低分化腺癌、细胞是单细胞性小胞巢性游走状扩散的不伴有胃壁硬化的胃癌。

关键词　硬化型胃癌　4型胃癌　LP型胃癌　病理诊断

[1] がん研究会有明病院臨床病理センター病理部　〒135-8550 東京都江東区有明 3 丁目 8-31　E-mail : hiroshi.kawachi@jfcr.or.jp
[2] がん研究会がん研究所病理部
[3] 日本医科大学付属病院消化器内科学

前言——硬化型胃癌的定义及存在的问题

在病理学上，硬化型胃癌通常被描述为具有极多基质和很少癌细胞的 "carcinoma scirrhosum，或简称 scirrhus"。也就是说，硬化型胃癌这个术语最初并不表示癌的一种宏观形态或组织分类，而是表示癌间质中纤维性结缔组织增生显著的病理组织表现。这意味着它仅由组织病理学发现决定，与癌的位置、宏观类型、组织学类型、扩散等无关。然而，在实践中，硬化型胃癌通常被认为具有组织病理学和宏观水平两方面内涵。此外，与病理学上硬化型胃癌定义不同，在临床实践中有时与 "4型胃癌" 和 "linitis plastica 型胃癌（以下简称 "LP 型胃癌"）" 同义使用，定义为 "在发现时具有广泛浸润的预后不良的晚期癌"。

对硬化型胃癌的认识因组织病理学水平、宏观水平和临床水平而异，在目前使用 "4型胃癌" "LP 型胃癌" 等表述的情况下，究竟是什么样的胃癌，存在混乱。

在本文中，先回归基础，展示硬化型胃癌的组织病理学定义的宏观和组织病理学特征，并试图理清与 "4 型胃癌" "LP 型胃癌" 的病变的对应关系。然后，基于病理学和临床实践之间存在的对硬化型胃癌的认知差异，对实际临床上有意义的硬化型胃癌的定位进行了考察。

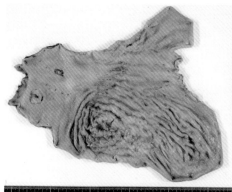
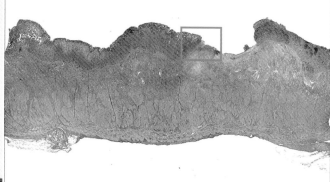
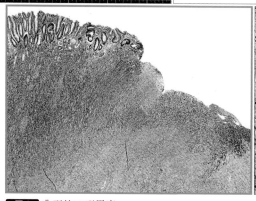
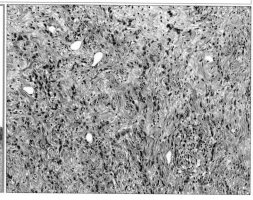

a	b
c	d

图1 典型的LP型胃癌

a 切除标本的宏观图像。胃底腺区域广泛的胃壁增厚和皱襞肿胀。

b HE染色的放大镜图像。在胃中部大弯处发现了1cm左右的原发病变。纤维性结缔组织增生导致胃壁增厚。

c 黏膜内病变的区域（弱放大，b中的绿色框）。隐窝和边缘黏膜的原发病变提示为黏膜内低分化腺癌。

d 浸润区域的组织病理学图像（强放大）。增生的纤维性结缔组织内散布着单个细胞性小巢性的癌巢。

硬化型胃癌的病理学

根据上述硬化型胃癌的病理学定义，在病理组织学水平上，间质中纤维性结缔组织增生明显的癌分为以下几种特征性类型。

1. 4型/LP型胃癌（图1）

一个典型的例子是，肉眼可见胃大部分变硬收缩，胃壁增厚，皱襞明显肿胀（**图1a**）。原发灶多为发生于胃体上部前后壁或大弯侧的未分化癌（低分化腺癌/印戒细胞癌），肉眼可以发现直径不足2cm的凹陷性病变，但也有因为原发灶隐藏在黏膜皱襞之间而很难鉴别的情况。从组织病理学上观察到黏膜下层深处的纤维性结缔组织高度增生（**图1b、c**），其中散在单个细胞和小巢性的癌巢（**图1d**）。此外，几乎没有腺管形成。在原发病变中，在黏膜中发现印戒细胞癌和低分化腺癌细胞（**图1c**）。原发灶的背景黏膜由萎缩不明显的胃底腺黏膜组成。

中村等将LP型胃癌定义为满足以下条件的癌，据此，原发灶位于幽门的癌不包括在内。

（1）必须是未分化癌，原发灶位于胃体或U区和M区。

（2）原发肿瘤和癌变过程中无肿块形成，癌细胞已弥漫性浸润胃壁。

（3）黏膜下层深处，与癌细胞相关的纤维性结缔组织增生致密，胃壁增厚变硬。

（4）纤维性结缔组织随时间收缩，胃呈现皮革瓶状或管状狭窄（tubular constriction）。

此外，下田等将硬化期弥漫性癌分为巨大

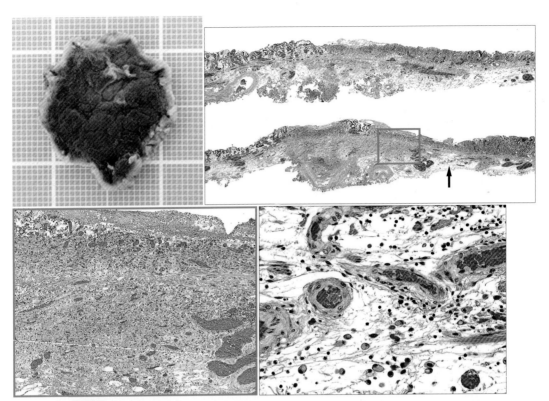

图2 小直径LP型胃癌

a pre LP型胃癌病例的内镜黏膜下剥离术（endoscopic submucosal dissection，ESD）标本的宏观图像。凹陷边界清晰。

b HE染色的放大镜图像。黏膜内成分得以保留，癌浸润伴纤维化扩散至黏膜下层。

c 黏膜内和浅表黏膜下层（b中的绿色框）的弱放大图像。观察到分化差的腺癌和印戒细胞癌，伴随中等程度的纤维性结缔组织增生。

d 病变边缘黏膜下浸润（b中黑色箭头）的强放大图像。纤维性结缔组织生长不明显，似乎有癌细胞迁移。

皱襞型和黏膜萎缩型（胃炎型）两大类。前者好发于年轻人和女性，发生在胃炎性病变轻的胃里，后者伴有肠化生的萎缩性改变，主要发生于老年人和男性。

以上被认为是硬化型胃癌代表性病变LP型胃癌的典型特征。此外，中村将导致典型LP型胃癌的各个阶段描述为"通往LP型胃癌之路"，并表示相对初始状态的称为pre LP型胃癌，较晚期而非典型LP型状态的称为潜伏性LP型胃癌。

中村对pre LP型胃癌的解释如下。

（1）浸润到黏膜下层或更深。

（2）浸润范围较原发灶稍广。

（3）在胃底腺区。

（4）无溃疡。

（5）未分化癌。

（6）原发灶为0-Ⅱc型，2cm左右。

（7）肉眼未见胃壁变形或黏膜皱襞异常。

图2a～d显示了被认为满足pre LP型胃癌条件的自检例子。宏观上对应0-Ⅱc型，后面会介绍，很少归入4型。从病理组织学的角度来看，可能伴有原发灶正下方的纤维性结缔组织增生，但间质反应差，观察到存在单个细胞和小巢性癌巢扩散（本文中称为"游走型进展"）（图2d）。完全没有间质反应，肉眼无法判断这个部位是否有癌。

潜伏性LP型胃癌处于pre LP型胃癌和典型LP型胃癌之间的中间阶段，被认为侵犯了胃的1/4以上，不会引起狭窄胃腔。与pre LP型相似，在判断为潜伏性LP型的病灶中，以

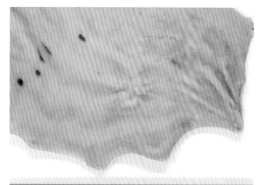

图2（续）

e 一例被认为是潜伏性LP型的残胃癌手术标本的宏观图像。在胃上部观察到一个1.5cm左右的不规则凹陷。凹陷周围较厚。

f 包含凹陷部位的HE染色放大镜图像。在凹陷处发现黏膜内病变，黏膜下层深处发现癌浸润伴纤维性结缔组织增生。

g 黏膜深层到黏膜下层浸润区域（**f**中的绿色框）的弱放大图像。纤维化区域显示4cm宽的扩散。

h 肿瘤边缘黏膜下层游走型进展部位的强放大图像。很难在肉眼上识别这种浸润部分。包括这一发现在内的整个病变的扩散约为8cm。

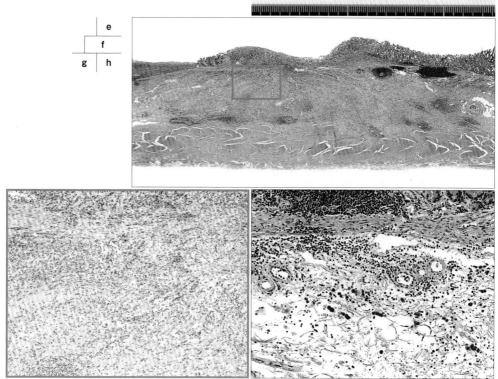

病灶外围为中心，更广泛地观察到单个细胞/小巢性游走型进展结果（图2e～h）。据推测，这些发现在胃中扩散并最终伴随纤维性结缔组织的增生，导致典型的LP型胃癌。

2. 4型/幽门狭窄型胃癌（图3）

肉眼观察，以幽门为中心的胃壁明显硬化和收缩，幽门周围明显狭窄（**图3a**）。胃体区常被保留，此时皱襞的变化不明显，体壁延伸性良好，但当病变延伸至胃体时，由于硬化导致，其延伸性变差，皱襞肿胀。

在组织病理学上，黏膜下层以深为纤维性结缔组织高度增生并散布有癌巢（**图3b**）。

主要组织学类型常为低分化腺癌（未分化癌）（**图3c、d**），但原发灶黏膜内成分及部分浸润性病灶可伴有腺管形成成分。有部分病变提示腺管形成性腺癌（高分化至中分化腺癌）。

3. 部分3型胃癌（图4）

宏观上可见癌性溃疡形成，中央凹陷较深，边缘形成环堤，但上升较平缓（**图4a**）。在组织病理学上，观察到病变中心的癌性溃疡形成和中低分化腺癌的浸润生长，并伴有纤维性结缔组织的增生（**图4b、c**）。在环堤和周围黏膜下层，一些病变显示癌浸润，而另一些则由于严重的淋巴管浸润而显著扩散（**图4d**）。

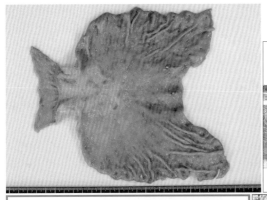
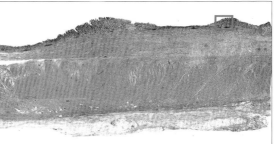
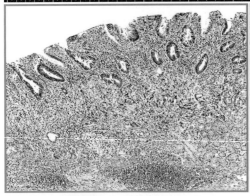
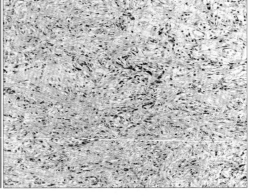

a	b
c	d

图3 4型/幽门狭窄型胃癌

a 手术标本宏观图像。从幽门窦到幽门环，可见胃壁增厚和硬化。幽门显示狭窄。在口侧观察到约4cm大小的地图状0-Ⅱc型表面，其对应于原发灶。

b HE染色的放大镜图像。纤维性结缔组织增生明显，胃壁增厚。

c 黏膜内成分（原发病变）的组织病理学图像（弱放大，**b**中的绿色框）。它由低分化腺癌组成。

d 浸润部分的强放大图像。显示了硬化型胃癌的组织病理学图像。

即使表现出 3 型，也存在纤维性结缔组织的生长不明显的黏液癌等病变，在这种情况下，不能描述为硬深化型胃癌。不形成癌性溃疡却并发深消化性溃疡的病灶不严格归入本型，但有时会出现难以判断的病灶。

4. 0-Ⅱc型胃癌的一部分（图5a~d）

磨伊等将其描述为"Ⅱc糜烂型"。肉眼可见 0-Ⅱc 型区形成浅凹陷，保留黏膜成分，该部位及周围胃壁增厚。这种类型包括上述的 pre LP 型胃癌，但也有似乎没有进展为 LP 型胃癌的 0-Ⅱc 型硬化型胃癌。与 0-Ⅱc 型相比，前者在浸润病灶较宽或有游走性进展结果时建议使用（**图 5e**），如果纤维性结缔组织增生的浸润区域比 0-Ⅱc 型窄或保留在稍宽的局部区域中，则可能是后者（**图 5f**）。

硬化型胃癌与LP型胃癌/4型胃癌的关系

关于硬化型胃癌与 LP 型胃癌 /4 型胃癌的关系，将通过上述文献和我们自身病例的检查进行总结。在组织病理学定义的硬化型胃癌中，LP 型胃癌对应于其中的一部分。除了 LP 型胃癌和幽门狭窄型胃癌外，4 型病变还可伴有广泛的游走型进展，也包括胃壁无硬化和收缩的非硬癌。每种关系如 **图 6** 所示。根据中村等的定义，pre LP 型胃癌对应于非硬化型胃癌。潜伏性 LP 型胃癌根据纤维性结缔组织增生的程度可分为硬化型胃癌和非硬化型胃癌，根据浸润巢相对于原发巢的扩张程度可分为 4 型和 0-Ⅱc 型。

图4 3型硬化型胃癌

a 手术标本宏观图像。在幽门环附近发现了一个不规则的溃疡，周围增厚。

b HE染色的放大镜图像。纤维性结缔组织增生明显。

c 浸润部分（**b**的红色框）的高倍放大图像。观察到显示小管状、融合腺管状、索状和小巢状结构的中度至低分化腺癌的浸润。

d 口侧周边附近（**b**中的绿色框）的弱放大图像。在非肿瘤黏膜下观察到淋巴管受侵引起的水平进展。

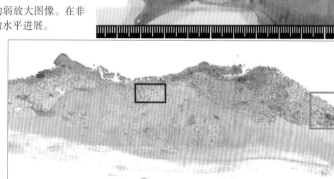

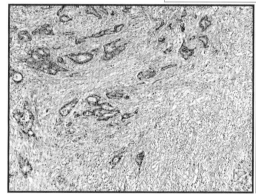

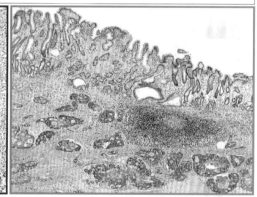

结语——组织病理学硬化型胃癌与临床硬化型胃癌的区别

硬化型胃癌根据其组织病理学定义进行描述。对于硬化型胃癌的典型表型是 LP 型胃癌是有争议的，但还有其他几种表型。正如开头提到的，临床硬化型胃癌常指 LP 型胃癌、幽门狭窄型胃癌或 4 型胃癌。用"组织病理学硬化型胃癌"和"临床硬化型胃癌"这两个词可以说明立场，可以避免混淆。但另一方面，现在临床上将"临床硬化型胃癌、LP 型胃癌和幽门狭窄胃癌"称为"硬化型胃癌"，也可以说是符合现状的。

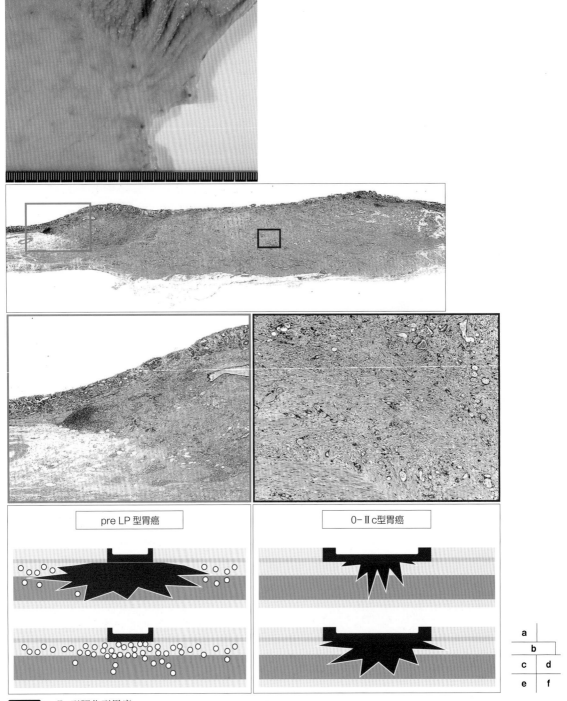

图5 0-Ⅱc型硬化型胃癌

a 手术标本宏观图像。在贲门小弯处发现0-Ⅱc型病变，显示大小为3.5cm的浅凹陷。

b HE染色的放大镜图像。纤维性结缔组织增生明显，胃壁增厚。

c 肿瘤肛侧边缘（**b**中的绿色框）的弱放大图像。黏膜可见中分化管状腺癌，黏膜下层可见中分化至低分化腺癌浸润。黏膜内癌的发现区域比受侵区域更广。

d 浸润部分（**b**的红色框）的高倍放大图像。显示了硬化型胃癌的组织病理学图像。

e 相当于pre LP型的0-Ⅱc型胃癌。浸润区域比黏膜内成分更宽。有一些纤维化与硬化型胃癌相匹配的（上）和那些纤维化较差的不能称为硬化型胃癌（下）。

f 未发展为LP型胃癌的0-Ⅱc型胃癌。浸润区域比黏膜内成分更窄（上）或稍宽（下）。

14

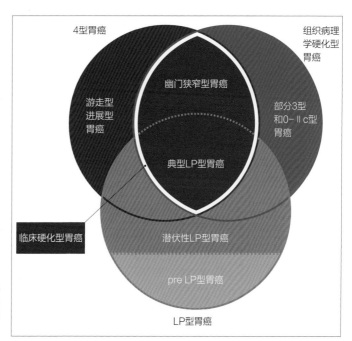

4型胃癌

组织病理学硬化型胃癌

幽门狭窄型胃癌

游走型进展型胃癌

部分3型和0-Ⅱc型胃癌

典型LP型胃癌

临床硬化型胃癌

潜伏性LP型胃癌

pre LP型胃癌

LP型胃癌

图6 组织病理学硬化型胃癌与LP型胃癌和4型胃癌的对应关系。所有圆圈的交点对应于典型的LP型胃癌。典型的LP型胃癌和幽门狭窄型胃癌对应于临床硬化型胃癌

参考文献

[1]緒方知三郎，三田村篤志郎．病理学総論 下の巻，復刻版．南山堂，pp 963, 1968.

[2]吉井隆博．スキルスの概念と組織発生．胃と腸 11: 1297-1305, 1976.

[3]望月孝規．胃スキルスの病理．胃と腸 11: 1261-1264, 1976.

[4]中村恭一，菅野晴夫，杉山憲義，他．胃硬癌の臨床的ならびに病理組織学的所見．胃と腸 11: 1275-1284, 1976.

[5]浜田勉．スキルス型胃癌と内視鏡診断．消内視鏡 22: 69-74, 2010.

[6]下田忠和，広田映五．胃びまん性癌における粘膜内癌浸潤と線維化についての病理学的考察．胃と腸 11: 1265-1274, 1976.

[7]磨伊正義，三林裕，奥村義治，他．発育経過からみた胃癌の自然史―癌組織型と発育進展様式について．胃と腸 27: 39-50, 1992.

[8]中村恭一．胃癌の構造，第3版．医学書院，東京，2005.

[9]中村恭一，馬場保昌．Linitis plastica型胃癌．医学書院，東京，2011.

[10]磨伊正義，村俊成，奥村義治．「スキルス」胃癌の初期病変とは―早期発見へのアプローチ．外科治療 86: 1056-1064, 2002.

[11]平橋美奈子，八尾隆史．スキルス胃癌の特徴と診断の基本―病理の立場から．胃と腸 45: 422-427, 2010.

Summary

Pathological Diagnosis of Scirrhous Gastric Cancer

Hiroshi Kawachi[1-2], Hiroto Noda[2-3], Kaoru Nakano[1]

This article introduced the pathological diagnosis of scirrhous-type gastric cancer, including its historical issues, definition, macroscopic, and histological characteristics, and its relationship with type 4 and linitis plastica-type cancer. Histologically, gastric cancer with prominent fibrotic stroma is regarded as scirrhous-type cancer irrespective of the tumor location, macroscopic type, histological type, and distribution. From a pathological standpoint, scirrhous-type cancer is classified as either linitis plastica type, pyloric stenosis type, type 3 scirrhous cancer, or morphological type 0-Ⅱc scirrhous cancer. However, from a clinical point of view, only linitis plastica and pyloric stenosis types are regarded as scirrhous-type cancer. Notably, type 4 cancer includes nonscirrhous cancer with the migration of isolated or small nested cancer cells in the stroma.

[1]Departments of Pathology, the Cancer Institute Hospital, Japanese Foundation for Cancer Research, Tokyo.

[2]Department of Pathology, the Cancer Institute, Japanese Foundation for Cancer Research, Tokyo.

[3]Department of Gastroenterology, Nippon Medical School Hospital, Tokyo.

硬化型胃癌的 X 线诊断

——4 型胃癌的年度变化、形态学和组织病理学研究

入口 阳介 [1]

小田 丈二

富野 泰弘

依光 展和

园田 隆贺

岸 大辅

桥本 真纪子

中河原 亚希子

雾生 信明

清水 孝悦

水谷 胜 [2]

山里 哲郎

并木 伸 [3]

长滨 正亚 [4]

山村 彰彦 [5]

细井 董三 [1]

摘要● "硬癌"是组织病理学上癌组织间质中纤维性结缔组织生长显著的状态的总称，硬化型胃癌在临床上常指《胃癌处理规范》中宏观类型4型。因此，我们研究了日本4型胃癌随时间发病率以及形态学和组织病理学特征的变化。根据日本全国统计的进展期胃癌的宏观分型和年度变化来看，4型胃癌发病率从1984年的13.8%下降到2014年的6.5%。此外，治疗中心在过去29年收治93例4型胃癌，据原发灶部位（黏膜内进展）和背景黏膜，将其分为：①胃底腺型；②腺边界型；③幽门腺型。以2007年为例，受试者分为前期45例、后期48例。前期病例中，胃底腺型明显减少，而腺边界型和幽门腺型的比例增加。胃底腺型硬化型胃癌前、后期病例原发灶大小均在25cm^{2}以下，凹陷较深，组织学类型多为未分化腺癌。另一方面，在腺边界型中，原发灶大小为50cm^{2}或更大，前、后期病例凹陷均较浅，但后期病例中混合组织型的比例增加。幽门腺型黏膜下层深处的面积与原发灶的大小相比并不大，约30%的前、后期病例为混合组织型。针对幽门螺旋杆菌感染情况分析，前期病例均为感染，后期病例感染有42例，未感染2例（胃底腺型2例），根除后4例（胃底腺型1例、腺边界型2例、幽门腺型1例）。综上所述，为了准确诊断硬化型胃癌和4型进展期胃癌，应充分了解原发灶部位和背景黏膜不同导致的形态学和组织病理学特征，针对性进行筛选和精查是非常重要的。

关键词　胃癌　诊断　4型　硬癌　皮革胃

[1] 東京都がん検診センター消化器内科　〒183-0042 東京都府中市武蔵台 2 丁目 9-2　E-mail : yousuke_iriguchi@tokyo-hmt.jp
[2] 荏原病院消化器内科
[3] 東京都立多摩総合医療センター消化器内科
[4] 昭和大学藤が丘病院消化器内科
[5] 東京都がん検診センター検査科

前言

近年来，由于 X 线诊断设备和内镜设备的进步和改良，日本对早期胃癌的诊治取得了显著进展。还有通过降低幽门螺杆菌（*H. pylori*）感染率和扩大根除治疗有望抑制胃癌的发生。另外，由于饮食习惯等生活方式的改变，背景黏膜也发生了变化，胃癌诊断周围的环境

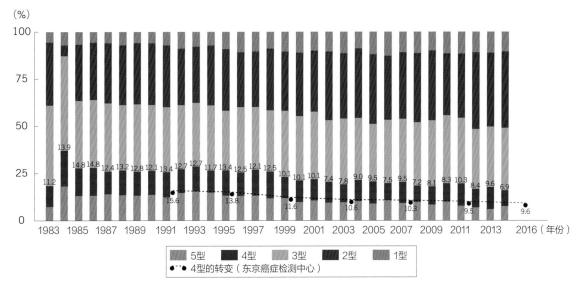

图1 晚期胃癌宏观分型的年度变化
（日本消化器がん検診学会全国集計委員会（编）. 平成26年度消化器がん検診全国集計資料集. 日本消化器がん検診学会，2014をもとに作成）

正在迅速变化。

但对于预后不良的硬化型胃癌，由于发病率较低，故很少有关于 *H.pylori* 未感染和除菌后的报道以及对背景黏膜历史变化的研究报道，至今仍是一个谜。硬癌是组织病理学上癌组织间质中纤维性结缔组织增生显著的状态的总称，临床上常指《胃癌处理规范》规定的 4型胃癌。

因此，在本文中，研究了 4 型胃癌随时间的变化、宏观类型的年度变化以及形态学和组织病理学特征。

研究对象及方法

关于进展期胃癌按宏观分型的年度变化情况，参考日本胃肠癌筛查协会编写的《全国胃肠癌筛查数据集》，每 4 年统计一次本中心 4型胃癌在进展期胃癌中的占比。

研究对象为 1990 年 7 月至 2019 年 6 月中心 29 年间收治的 4 型胃癌 93 例，1990 年 7 月至 2007 年 6 月这近 17 年发生的为前期组（45例），2007 年 7 月至 2019 年 6 月这近 12 年除菌后发生胃癌的为后期组（48 例）。首先，以

癌黏膜内进展部分为原发灶，根据原发灶的占据部位分为 3 种类型：①发生在胃底腺区域的胃底腺型［**案例 1 和案例 3**］；②发生在腺边界区域的腺边界型［**案例 2 和案例 4**］；③发生在幽门腺的幽门腺型。接下来，按区域研究①原发灶黏膜层面积与黏膜下层深处浸润部分的面积比较、②原发灶部位与背景黏膜的关系、③检查原发灶的大小和溃疡的深度、④皱褶集中程度以及⑤黏膜层（原发灶）和黏膜下层深处浸润部分的组织学类型。此外，还统计了幽门螺杆菌感染的状态。

研究结果

1. 进展期胃癌中4型比例的年度变化（图1）

关于 1983—2014 年进展期胃癌宏观分型的年度变化情况，以《全国胃肠道癌筛查数据集》作为参考，在 1983—1998 年 4 型胃癌发病率为 11.2% ~ 14.8%，但在 1999 年降为 10.1%，2002 年不到 10%，2014 年更是下降到 6.9%。本中心的 4 型胃癌的发病率从 1990 年开始每 4年统计 1 次，由 15.6% 逐渐下降，从 2002 年开始到现在一直在 10% 左右徘徊，与全国统计

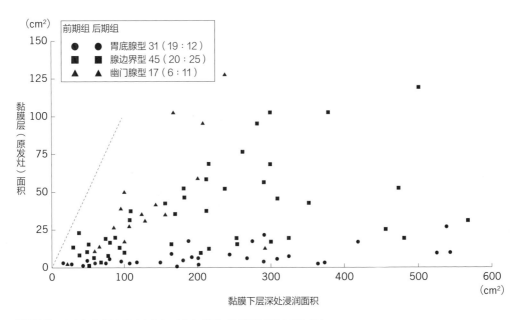

图2 4型胃癌黏膜层（原发灶）面积与黏膜下层深处浸润面积对比
在所有的病例中，黏膜下层深处浸润面积往往大于黏膜层（原发灶）的面积。

情况类似。

2.4型胃癌黏膜层（原发灶）面积与黏膜下层深处浸润面积比较（图2）

前期组中胃底腺型19例、腺边界型20例、幽门腺型6例；后期组中胃底腺型12例、腺边界型25例、幽门腺型11例。在后期组中，胃底腺型的比例下降，腺边界型和幽门腺型比例升高。**图2**的纵轴表示黏膜层（原发灶）面积，横轴表示黏膜下层深处浸润面积。胃底腺型中，黏膜层（原发灶）的面积明显大于黏膜下层深处浸润面积。腺边界型中，有黏膜层（原发灶）面积比胃底腺型大的倾向。与黏膜层（原发灶）面积相比，幽门腺型黏膜下层深处浸润面积不大。

3.4型胃癌的性别和年龄

性别方面（男：女）前期组中为22：23（胃底腺型8：11，腺边界型10：10，幽门腺型4：2），后期组中为26和22（胃底腺型6：6，腺边界型12：13，幽门腺型7：4）。虽然前期组和后期组没有性别差异，但按分类比较，幽门腺型中男性居多。

前期组平均年龄为63.0岁（胃底腺型61.7，腺边界型62.6，幽门腺型71.8），后期组为68.2岁（胃底腺型64.7，腺边界型65.0，幽门腺型77.4），后期组平均年龄增加了5.2岁。另外，以不同的分类类型进行比较，前期组和后期组的年龄由大到小依次为幽门腺型、腺边界型、胃底腺型，特别是后期组中幽门腺型的患者年龄最大，为77.4岁。

4.其他研究成果

1）原发灶部位和背景黏膜（**图3**）

无论前期组还是后期组，胃底腺型原发灶主要存在于U、M区的大弯，幽门腺型病变主要存在于L区的小弯。

2）原发灶大小和溃疡深度（**图4**）

胃底腺型原发灶小至25cm²或更小，溃疡深，多为UL-Ⅱ、UL-Ⅲ。腺边界型原发灶大于50cm²，溃疡浅，多为UL-Ⅰ、UL-Ⅱ。幽门腺型原发灶较大，但多为UL-Ⅰ型和浅溃疡。

3）原发灶的皱襞集中程度（**表1**）

无论是哪一种类型，均未表现出显著差异。

4）黏膜层（原发灶）和黏膜下层深处浸润部位的组织型态（**表2**）

在胃底腺型中，无论前期组还是后期组，

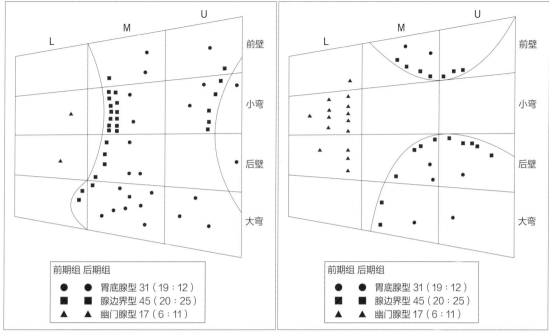

图3 原发灶部位和背景黏膜

a 封闭式。

b 开放式。

木村・竹本分类中分为封闭型（未越过贲门，胃体部小弯侧可见萎缩）和开放型（越过贲门到大弯侧可见萎缩），显示了原发灶部位和背景黏膜的关系。

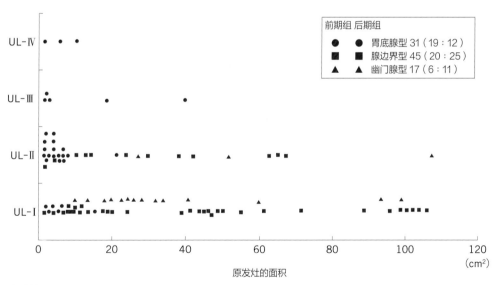

图4 原发灶大小和深度（UL）

表1 原发灶的皱襞集中程度

| | 皱襞集中 | | | | | | 总计 |
| | (−) | | (+) | | (2+) | | |
	前期组	后期组	前期组	后期组	前期组	后期组	
胃底腺型	12	8	6	2	1	2	31
腺边界型	17	22	3	3	0	0	45
幽门腺型	5	9	1	1	0	1	17

表2 黏膜层（原发灶）和黏膜下层深处浸润部位的组织型态

| | 组织型态 | | | | | |
| | por，sig | | tub2，1 < por，sig | | tub2，1 > por，sig | |
	前期组	后期组	前期组	后期组	前期组	后期组
胃底腺型						
黏膜层	19	11	0	1	0	0
黏膜下层深处	19	12	0	0	0	0
腺边界型						
黏膜层	15	16	3	7	2	2
黏膜下层深处	20	23	0	2	0	0
幽门腺型						
黏膜层	4	7	1	3	1	1
黏膜下层深处	5	8	1	3	0	0

黏膜层和黏膜下层深处的组织形态都是未分化型腺癌。与此相对，在腺体边界型中，前期组20例中有5例和后期组25例中组织混合型增加了。至于黏膜下层深处，后两种情况也观察到组织混合型。在幽门腺型中，前期组6例中有2例在黏膜层发现组织混合癌，后期组11例中有4例发现组织混合癌，其中2例具有黏膜下层深处的分化型癌成分。综上所述，在形态学和组织病理学上，胃底腺型和腺边界型为LP型胃癌。

5.4型胃癌的幽门螺杆菌感染状态（当前感染、未感染、根除后）

从统计 H. pylori 感染情况看，前期组45例均感染，后期组当前感染42例，未感染2例（胃底腺型2例、原发灶为贲门1例、胃体小弯感染1例），根除后4例（胃底腺1例、交界型2例、幽门腺1例）。未感染案例（胃底腺型）见［**案例3**］，根除后案例（腺边界型）见［**案例4**］。

案例

［**案例1，图5**］ 50多岁，女性。4型（胃底腺型），潜伏性 LP 型，H.pylori 抗体阳性 / 当前感染。

在胃体上部前壁的胃底腺区发现了一个深凹陷19mm的原发灶（黏膜内进展）。在原发灶周围，发现皱襞肿大，而且外侧皱襞变直，皱襞之间的间隙变窄，从这些胃壁的伸展不良所见到黏膜下层以深的广泛浸润（**图5b、c**，黄色箭头），诊断为潜伏性LP型。原发灶和

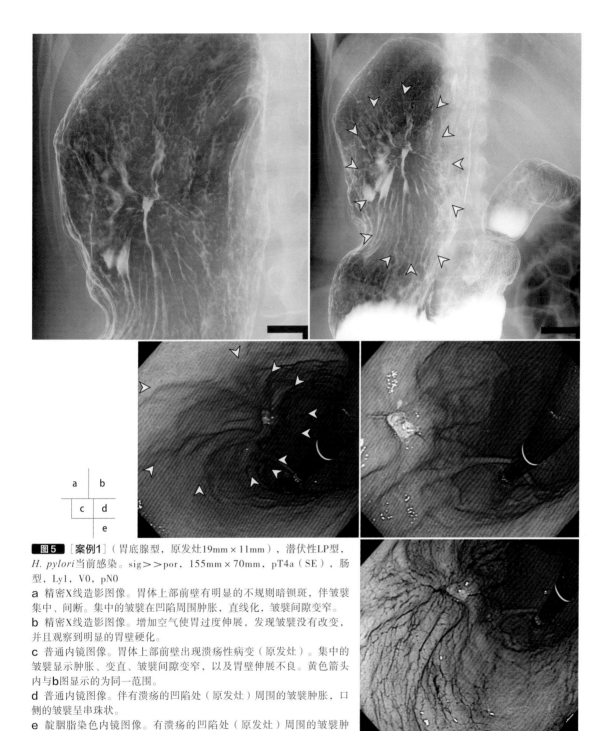

图5 ［**案例1**］（胃底腺型，原发灶19mm×11mm），潜伏性LP型，*H. pylori*当前感染。sig＞＞por，155mm×70mm，pT4a（SE），肠型，Ly1，V0，pN0

a 精密X线造影图像。胃体上部前壁有明显的不规则暗钡斑，伴皱襞集中、间断。集中的皱襞在凹陷周围肿胀，直线化，皱襞间隙变窄。

b 精密X线造影图像。增加空气使胃过度伸展，发现皱襞没有改变，并且观察到明显的胃壁硬化。

c 普通内镜图像。胃体上部前壁出现溃疡性病变（原发灶）。集中的皱襞显示肿胀、变直、皱襞间隙变窄，以及胃壁伸展不良。黄色箭头内与**b**图显示的为同一范围。

d 普通内镜图像。伴有溃疡的凹陷处（原发灶）周围的皱襞肿胀，口侧的皱襞呈串珠状。

e 靛胭脂染色内镜图像。有溃疡的凹陷处（原发灶）周围的皱襞肿胀，肛侧的皱襞变直，皱襞间隙变窄。

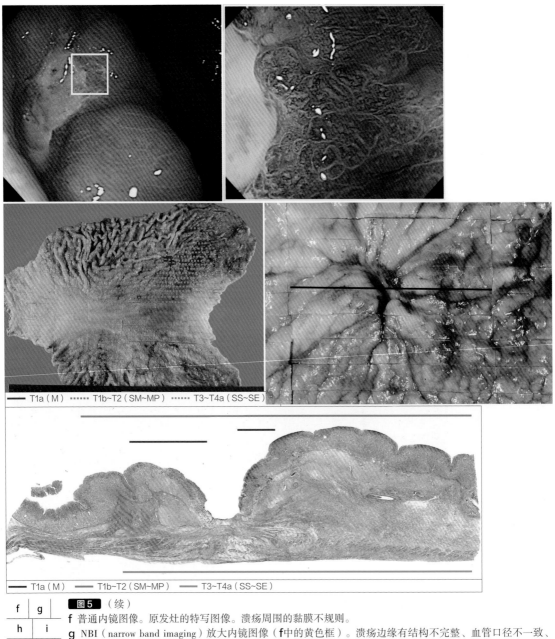

— T1a（M） ⋯⋯ T1b~T2（SM~MP） ⋯⋯ T3~T4a（SS~SE）

— T1a（M） — T1b~T2（SM~MP） — T3~T4a（SS~SE）

f	g
h	i
	j

图5（续）

f 普通内镜图像。原发灶的特写图像。溃疡周围的黏膜不规则。

g NBI（narrow band imaging）放大内镜图像（f中的黄色框）。溃疡边缘有结构不完整、血管口径不一致、走行不整齐的区域，相当于黏膜表层出现了印戒细胞癌。

h 全胃切除固定标本（测绘）。

i 固定标本（原发灶）。

j 原发灶（i中的黑线部分）的放大镜图像。印戒细胞癌见于溃疡周围局部深层黏膜下区域，广泛扩散至黏膜下层以外，部分侵犯浆膜外。

黏膜下层深处的组织学类型均为未分化腺癌。

［**案例2，图6**］ 70多岁，男性。4型（腺边界型），潜伏性未分化LP型，*H.pylori* 抗体阳性／当前感染。

胃体下部大弯后壁高度萎缩的背景黏膜可见皱襞肿胀和走行异常（**图6a~e**），在其周围发现了伴有浅层凹陷性病变的表层扩大型原发灶（黏膜内进展）（**图6f~i**）。黏膜下层深处的浸润范围很难诊断，但即使增加空气使其过度伸展，皱襞的观察结果也几乎没有变

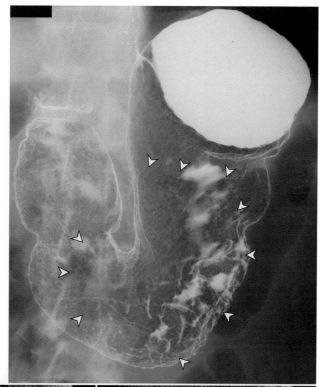

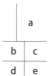

a	
b	c
d	e

图6 [案例2] 4型（腺边界型，原发灶115mm×100mm），潜伏性LP型，*H. pylori*现症感染。tub2>por，168mm×135mm，pT4a⁻（SE），胃小凹型，Ly3，V2，UL-Ⅳs，pN3b（25/47）

a 精密X线造影图像。胃体下部大弯，皱襞肿胀，明显有走行异常。从它周围的胃体中部~胃角部和部分胃窦小弯后壁（黄色箭头）观察到黏膜不规则，带有淡的钡斑。

b~e 普通内镜图像。背景黏膜严重萎缩（木村·竹本分类O₃），胃体下部后壁可见集中肿大的皱襞。从集中皱襞表面到小弯的广泛范围内观察到褪色的黏膜不规则性。

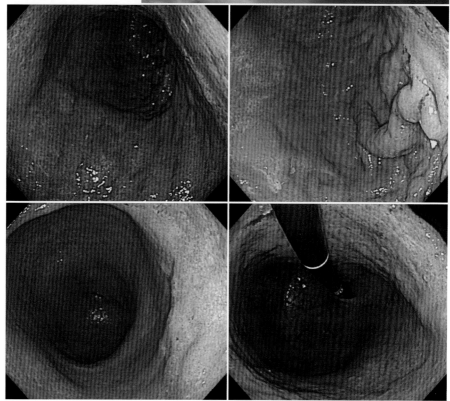

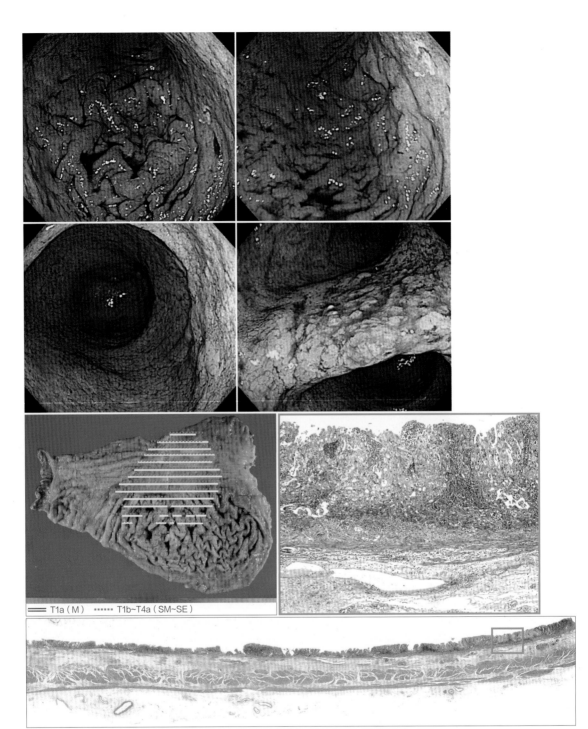

f	g
h	i
j	l
k	

图6（续）

f～i 靛胭脂染色内镜图像。胃体下部后壁附近的肿大皱襞表面有部分边界不清的不规则影像，从皱襞的后壁到小弯部，在大范围内可见浅的凹陷性病变。

j 全胃切除固定标本（测绘）。在以胃中上部胃角小弯为115mm×100mm范围内观察到黏膜内进展（黄线），并在168mm×135mm范围内观察到浸润黏膜下层和更深处浸润（绿色虚线）。

k 原发灶的放大镜图像。

l k中的蓝色框放大图像。黏膜层可见低分化腺癌，呈不规则实性和微腺腔，以融合腺管状、筛状等高度异型性的中分化管状腺癌为主。黏膜肌层大部分保留，但低分化腺癌有广泛的黏膜下层浸润，浆膜下层及部分浆膜有少量癌浸润。

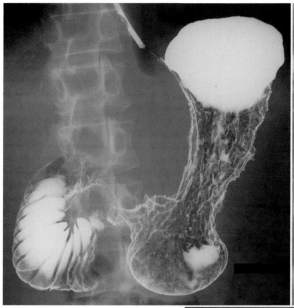
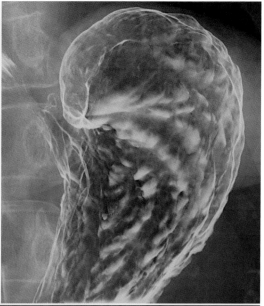

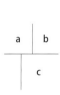

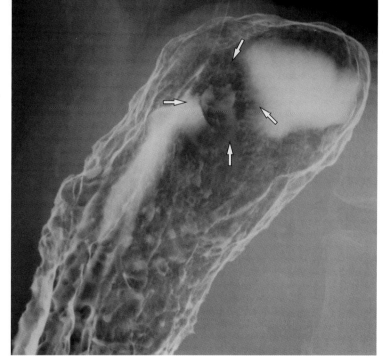

图7 ［案例3］4型（胃底腺型，原发灶35mm×25mm），典型LP型，*H. pylori*未感染，术前化疗前摄影. por>sig，202mm×183mm，ypT3（SS），胃小凹的类型，Ly0，V0，UL-Ⅱs，pN3b（25/47）

a 精密X线造影图像。即使增加空气量，也会导致整个胃的伸展不良。相反，十二指肠的伸展很好。

b 精密X线造影图像。在胃体上部至中部发现了被认为是硬化型胃癌特异性的华夫饼样。

c 精密X线造影图像。在贲门后壁（黄色箭头）发现边缘隆起的不规则钡斑（原发灶）。

化，由此可见黏膜下层深处的浸润，诊断为潜伏性LP型（腺边界型）。原发肿瘤和黏膜下层深处的组织学类型均为组织混合癌。

　［**案例3，图7**］ 60多岁，女性。4型（胃底腺型），典型LP型，*H. pylori*抗体阴性/未感染。

　在贲门后壁发现了一个35mm凹陷的原发灶（黏膜内进展）。原发灶周围的胃壁增厚，胃体皱襞收缩，皱襞间隙变窄，胃体伸展不良。此外，从胃体上部到中部观察到华夫饼样的表现，这是硬化型胃癌的典型发现（**图7b**）。根据胃壁伸展不良，以及对黏膜下层深处的广泛浸润和壁硬化，诊断为典型LP型。原发灶和黏膜下层深处的组织学类型均为未分化腺癌。

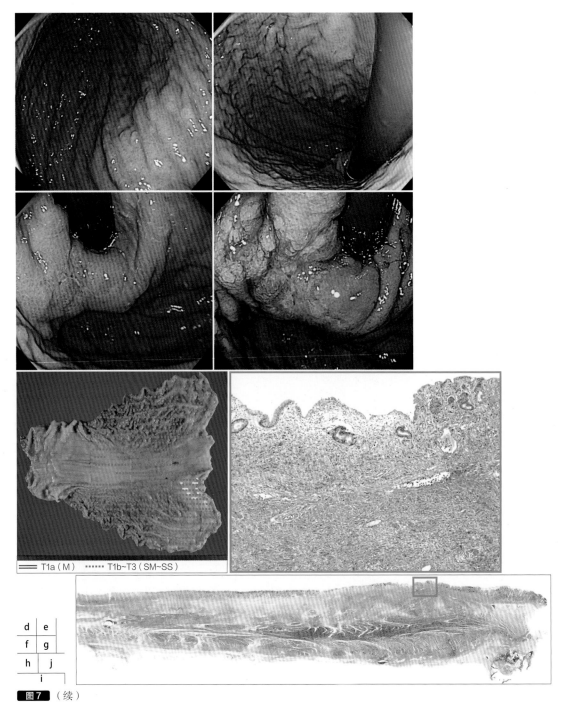

图7 （续）

d，e 普通内镜图像。胃体大弯处的皱襞呈弯缩状，可见皱襞间隙变直、变窄。

f 原发灶的正常内镜图像。贲门His角大弯后壁肿胀，局部见红肿消退凹陷。

g 原发病变的靛胭脂染色内镜图像。贲门后壁的不规则凹陷（原发灶）。

h 术前化疗后胃全切除术固定标本（测绘）。贲门后壁可见低分化腺癌（原发灶35mm×25mm，黄线）黏膜内进展，从胃底到幽门窦的全周（202mm×183mm的大范围，绿色虚线），主要在黏膜下层到浆膜下层中观察到进展。

i 原发灶放大图像（术前化疗前）。贲门后壁黏膜内进展（原发灶），从黏膜表层到黏膜深部发现低分化腺癌和印戒细胞癌，以及溃疡瘢痕（UL–Ⅱs）。低分化腺癌从胃底广泛扩散到幽门窦黏膜下层，从固有肌层浸润到浆膜下层。

j i中的蓝色框放大图像。

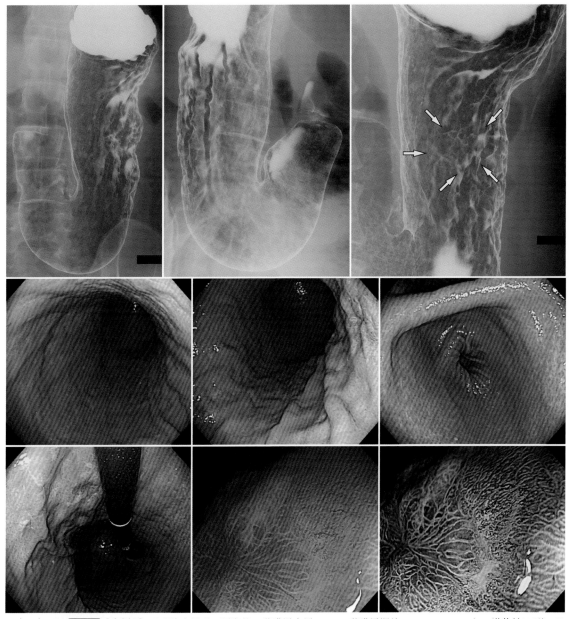

a	b	c
d	e	f
g	h	i

图8 ［**案例4**］4型（腺边界型，原发灶：黏膜层表层25mm，黏膜层深处180mm×100mm），潜伏性LP型，*H. pylori*根除后10年，sig＞por，225mm×170mm，pT3（SS），胃小凹型，Ly1，V0，UL-Ⅱs，pN0（0/26）

a 精密X造影图像（仰卧位第一斜像）。胃体部整体变细，表明伸展性较差。胃体中后壁皱襞断裂肿胀。

b 精密X造影图像（俯卧位前视图）。前壁观察发现胃体整体也变细，所以胃部在大范围内伸展不良。此外，可观察到胃体中部到下部处的皱襞变直。

c 精密X造影图像（仰卧位前视图）。胃体中部的皱襞断裂，内部有黏膜不规则、边界清晰的浅凹陷。在黏膜表面发现印戒细胞癌（黄色箭头）。

d~g 普通内镜图像。背景黏膜：根除10年后观察到中度萎缩（木村·竹本分类O_1）。d~f中，在胃体中部的后壁上明显可见皱襞（不对称）。在g中，可见皱襞被破坏，内部观察到发红的再生黏膜和浅色的凹陷。在肿胀凹陷周围发现横向皱襞，如黏膜下肿瘤（submucosal tumor，SMT），与纵轴方向皱襞一起表现出伸展不良。

h 原发灶边缘的放大内镜图像。凹陷内有一层淡红色的再生黏膜，周围有一层褪色的黏膜。

i 原发灶边缘的NBI扩大内镜图像。观察到不规则的表面微结构、微血管不规则扩张、口径不一，排列紊乱。

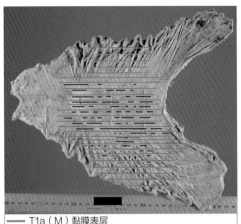

— T1a（M）黏膜表层
— T1a（M）黏膜深层（黏膜表层为非癌性上皮）
— T1b～T3（SM～SS）

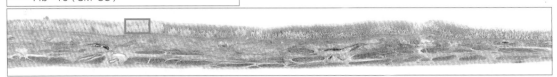

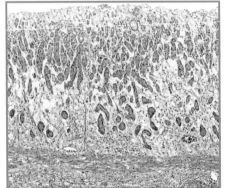

图8 （续）

j 全胃切除固定标本（测绘）。绿线：黏膜表层；红线：黏膜深层（黏膜表层为非癌性上皮）；蓝线：黏膜下层及更深。

k 原发灶（胃体下部）的放大镜图像。印戒细胞癌从胃体小弯至后壁（黏膜表层为非癌性黏膜）已扩散至黏膜深层约180mm×100mm。黏膜下层更深的印戒细胞癌和低分化腺癌进展范围约225mm×170mm，并广泛浸润超出固有肌层至浆膜下层。

l 原发灶（胃体下部）的组织病理学图像（k中的蓝色框）。印戒细胞癌主要于黏膜深层进展。

m 原发灶（胃体中部后壁）的放大镜图像。胃体中部后壁（蓝线）的凹陷（30mm×25mm）中的黏膜表层可见印戒细胞癌。

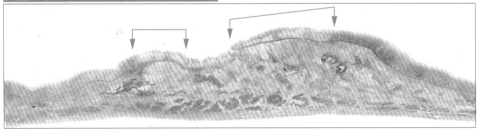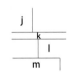

［案例4，图8］ 40多岁，女性。4型（腺边界型），潜伏性LP型，*H.pylori* 抗体阴性/根除10年后。

H. pylori 根除10年后，胃体中部前壁有25mm的浅凹陷，为原发灶（黏膜层进展部位），周围皱襞肿胀、走行异常，考虑为黏膜下广泛浸润，术前诊断为潜伏性LP型。但经组织病理学诊断，胃体大面积黏膜深层存在印戒细胞癌进展，术后重新诊断为原发灶为表层弥漫型，黏膜下层深处浸润发展为LP型。本例中，未分化癌已广泛扩散至黏膜深层，但由于黏膜表层为非癌性上皮，故难以准确诊断黏膜内延伸的原发病变。原发灶和黏膜下层深处的组织学类型为未分化腺癌。

结果分析

近年来，在内镜检查方面，通过突破性的技术革新，可以利用放大内镜和超放大内镜进行细微的观察，人工智能辅助诊断也逐渐成为现实。另一方面，在X线检查中，引入了配备平板探测器（flat panel detector，FPD）的成像设备进行检查，可获得降低辐射剂量的高清晰度图像。此外，由于H.pylori感染引起的炎症和黏膜萎缩成为胃癌的主要原因，幽门螺杆菌感染率极高，日本扩大了中老年人根除治疗。在年轻人中，由于H.pylori感染率降低，胃癌的发病率有望下降。

因此，在筛查中，与目前感染H.pylori的胃癌高危人群相比，未感染或根除后的背景黏膜更常见，再结合生活习惯的变化，日本的背景黏膜表现发生了很大的变化。

但是，可能仍会遇到预后不佳的硬化型胃癌。硬癌是一种组织病理学定义，表示癌组织间质中纤维性结缔组织增生显著的状态。多为胃癌中，常见的宏观分型为4型和LP型。因此，本文以4型胃癌随时间的发病率、形态学和病理组织学特征为基础进行了探讨。

首先，关于4型胃癌的发病率，利用《全国胃肠癌筛查数据集》的数据分析了宏观类型（进展期癌症）的年度变化，如上所述，明显减少了。另外，研究了本中心的进展期胃癌中4型的比例，结果与全国统计相同，呈下降趋势。

其次，本中心29年来收治的93例4型胃癌中，以癌的黏膜内进展部位为原发灶，根据原发灶的部位分为3型，即①胃底腺型［案例1］、②腺边界型［案例2］、③幽门腺型，讨论了H.pylori感染率高时和幽门螺杆菌未感染/现症感染/既往感染时的形态学和组织病理学特征。将1990年7月开始的近17年间发生的作为前期组（45例），将2007年7月开始的近12年间除菌后确诊胃癌的作为后期组（48例）。二者比较的结果显示，在后期组中，胃底腺型减少，但腺边界型和幽门腺型的比例呈上升

趋势。胃底腺型前期组和后期组原发灶均小于25cm²，呈小而深的凹陷，组织学类型为原发灶和黏膜下深度的未分化腺癌。另一方面，在腺边界型中，前期组的原发灶多为50cm²以上的广泛浅凹陷，而后期组的原发灶分为50cm²以上的广泛凹陷和30cm²左右的相对小凹陷两组，组织混合癌的比例在组织学类型中增加。幽门腺型易于诊断，因为其容易出现因侵入黏膜下层深处而导致胃壁伸展不良。而胃底腺型和腺体边界型是以胃体为中心的，只有更广范围的黏膜下层以深的浸润才能出现胃壁伸展不良，考虑为LP型诊断。

另外，从H.pylori感染情况来看，前期组45例全部感染，后期组当前感染42例，未感染2例（胃底腺型2例：原发灶为贲门1例、胃体下部小弯1例），根除后4例（胃底腺型1例、腺边界型2例、幽门腺型1例）。特别是未感染H.pylori的原发灶，1例是在贲门［案例3］，还有1例是靠近腺体边界胃体下部小弯处，均为未分化腺癌。在筛查H.pylori未感染的胃时，必须注意贲门和腺体边界处的小凹陷。此外，根除后的4例为胃底腺型1例、腺边界型2例、幽门腺型1例，但与［案例4］一样，原发灶因侵蚀/再生引起的黏膜变化不大。因此，有必要注意胃壁增厚和伸展不良等现象。

由以上研究可知，原发灶即4型胃癌的黏膜内进展部分，其形态特征因部位和背景黏膜而异。未感染时注意观察贲门和腺体边界，根除后黏膜上皮糜烂、再生等变化少，但有可能延伸至黏膜层深处，需进行观察。即使发现黏膜变化很小，也要重点注意黏膜皱襞以及黏膜下层深处的变化，如胃壁增厚和胃壁硬化。

结语

4型胃癌的发病率逐年减少，认为是由于典型LP型案例中胃底腺型硬化型胃癌的发病率明显减少。而腺边界型的比例有增加的趋势，在组织学类型中，组织混合癌的比例增加。未来，背景胃黏膜以未感染幽门螺杆菌为主，预

計 4 型胃癌将进一步减少。

参考文献

[1]八尾建史，長浜孝，植木敏晴，他．画像強調内視鏡診断—診断体系と臨床応用．胃と腸 53：611-620, 2018.

[2]吉田諭史，數納有紀，杉野吉則，他．胃X線造影—胃がんX線検診における基準撮影法と読影の基準．胃と腸 54：1203-1214, 2019.

[3]Uemura N, Okamoto S, Yamamoto S, et al, *Helicobacter pylori* infection and the development of gastric cancer. N Engl J Med 345：784-789, 2001.

[4]細川治，山崎信，津田昇志，他．集検発見胃癌の時代的変貌．胃と腸 28：17-27, 1993.

[5]吉村大輔，吉村理江，加藤誠也，他．H. pylori未感染胃癌—現状と未来の課題．胃と腸 53：658-670, 2018.

[6]八木一芳，味岡洋一．H. pylori除菌後発見胃癌の内視鏡診断．医学書院，2016.

[7]日本胃癌学会（編）．胃癌取扱い規約．第15版．金原出版，2017.

[8]細井董三．Linitis plastica型胃癌のX線学的研究—とくに早期診断を目的として．順天堂医 33：528-536, 1987.

[9]浜田勉．Linitis plastica型胃癌—病態と診断・治療の最前線．胃と腸 43：747-750, 2008.

[10]中村恭一．胃癌の構造，第3版．医学書院，2005.

[11]丸山保彦，景岡正信，永田健，他．Linitis plastica型胃癌，特にその初期病変の診断—内視鏡診断（EUSを含む）を中心に．胃と腸 43：811-818, 2008.

[12]長浜隆司，坂本直彌，宇賀治良平，他．上部消化管X線造影像の成り立ち．胃と腸 53：1211-1225, 2018.

[13]斉藤裕輔，稲場勇平，富永素矢，他．早期消化管癌の深達度診断—基本と進め方．胃と腸 50：485-497, 2015.

[14]中島寛隆，山﨑琢士，尾割道代，他．早期胃癌の深達度診断—X線造影像を用いた深達度診断．胃と腸 50：593-601, 2015.

[15]日本消化器がん検診学会全国集計委員会（編）：平成26年度消化器がん検診全国集計資料集．日本消化器がん検診学会，2014.

[16]入口陽介，細井董三，小田丈二，他．Linitis plastica型胃癌の自然史．胃と腸 43：751-762, 2008.

Summary

X-ray Diagnosis for Scirrhous Gastric Cancer

Yosuke Iriguchi[1], Johji Oda,
Yasuhiro Tomino, Nobukazu Yorimitsu,
Takayoshi Sonoda, Daisuke Kishi,
Makiko Hashimoto, Akiko Nakagawara,
Nobuaki Kiryu, Takayoshi Shimizu,
Masaru Mizutani[2], Tetsuro Yamazato,
Shin Namiki[3], Masatsugu Nagahama[4],
Akihiko Yamamura[5], Tozo Hosoi[1]

In this study, we divided type 4 advanced gastric cancer into three broad types on the basis of the primary tumor site, namely, "fundic gland", "borderline zone of the fundic gland", and "antral gland" types, and investigated their clinicopathological characteristics over time. The incidence of type 4 advanced gastric cancer in Japan decreased from 13.8% in 1984 to 6.5% in 2014. In our hospital, 93 patients were diagnosed with this cancer in the past 29 years ; they were divided into two groups based on their date of diagnosis (pre- and post-2008) to examine the differences in the incidence of each type of cancer in the two groups. Our results showed that the fundic gland type decreased, whereas the borderline zone of the fundic gland and antral gland types increased in the later phase compared with the former phase. In the fundic gland type, the primary lesions were ≦25mm in size, deeply depressed, and histologically classified as undifferentiated adenocarcinoma in both pre- and post-2008 groups. In contrast, in the borderline zone of the fundic gland type, the primary lesions were ≧50mm in size and shallowly depressed, and the incidence of mixed histological types increased in the later phase. Results of infection tests for *H. pylori* (*Helicobacter pylori*) showed that all 45 patients in the former phase were infected with *H. pylori*. In the latter phase, 42 patients were infected with *H. pylori*, 2 were uninfected, and 4 had *H. pylori* eradicated. All the uninfected cases had the fundic gland cancer type with the primary lesions located in the cardia (one patient) and lesser curvature of lower gastric body (one patient). In the eradicated cases, the cancer types were: fundic gland (one patient), borderline zone of the fundic gland (two patients), and antral gland (one patient).

[1]Department of Gastroenterology, Tokyo Metropolitan Cancer Detection Center, Tokyo.

[2]Department of Gastroenterology, Ebara Hospital, Tokyo.

[3]Department of Gastroenterology, Tokyo Metropolitan Tama Medical Center, Tokyo.

[4]Department of Gastroenterology, Showa University Fujigaoka Hospital, Yokohama, Japan.

[5]Department of Pathology, Tokyo Metropolitan Cancer Detection Center, Tokyo.

硬化型胃癌的内镜诊断

小山 洋平 [1]

吉永 繁高

阿部 清一郎

野中 哲

铃木 晴久

小田 一郎

桥本 大辉 [2]

关根 茂树

斋藤 丰 [1]

摘要● 硬化型胃癌的典型内镜检查特征为伸展不良、皱襞改变以及原发病变（初期病变）的存在。大致分为主要发生在胃底腺区的LP型胃癌和发生在幽门区并以幽门狭窄为表现的胃癌。笔者所在医院143例4型胃癌研究中，胃底腺型占83.2%。最常见的是伸展不良，占总数的96.5%。在没有发现糜烂和溃疡等上皮性变化的例子中，胃底腺型占14.3%，幽门腺型占8.3%，以胃底腺型居多。考虑到胃底腺型和幽门腺型的内镜特征略有不同，必须仔细观察。

关键词 硬化型胃癌 4型胃癌 LP型胃癌 超声内镜

[1] 国立がん研究センター中央病院内視鏡センター 〒 104-0045 東京都中央区築地 5 丁目 1-1 E-mail：yohei_koyama_0217@yahoo.co.jp

[2] 同 病理診断科

前言

胃癌的外观与其他肿瘤相比具有多种变化。其原因：第一是发生部位不同，第二是组织学结构不同，第三是增殖、生长方式不同。"硬癌"是一个组织病理学术语，表示纤维性结缔组织在癌基质中迅速生长形成硬结。大部分硬化型胃癌为未分化或低分化，宏观分类中无明显溃疡形成也没有周边胃壁增厚变硬的现象，病灶与周围黏膜分界不清，定义为《胃癌处理规范》中的 4 型（浸润弥漫型）。典型的内镜检查特点是伸展差，可见皱襞变化（巨大皱襞、皱襞增厚、皱襞变直、皱襞曲折、侧皱襞）及原发病变的存在。硬化型胃癌大致分为主要发生在胃底腺区域的 LP 型胃癌和发生在幽门腺区并表现为幽门狭窄的胃癌。预后很差，因为它在诊断时通常已经是晚期癌。

本文就近年来笔者所在医院胃癌的发展趋势及内镜特点进行探讨。

研究对象和讨论项目

通过笔者所在医院的内镜数据库检索可得到 2008 年 1 月至 2018 年 12 月，被诊断为进展期胃癌病灶的年度变化。

接着，利用日本内镜数据库，以 2015 年 1 月至 2019 年 6 月在笔者所在医院诊断为 4 型胃癌的 143 例患者为研究对象。主要病变位置分为胃底腺区和幽门腺区。对胃壁硬化、伸展不良，皱襞肿胀、蛇行皱襞，侧皱襞，糜烂、溃疡以及华夫饼样内镜下表现进行回顾性研究。

结果

从笔者所在医院的内镜数据库获得的 2221 例进展期胃癌案例中，被诊断为 4 型胃癌的案例有 330 例，占全体的 14.9%，从 2015 年开始呈逐渐增加的趋势（**图1，图2**）。不同宏观

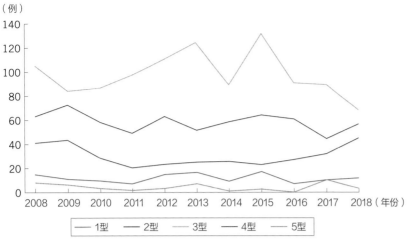

（例）

图1 进展期胃癌宏观分型的年度变化

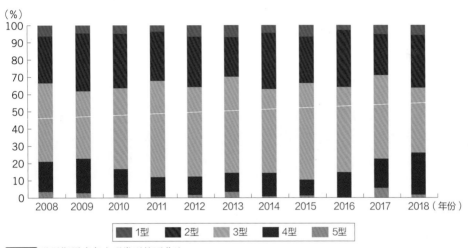

（%）

图2 进展期胃癌各宏观类型的百分比

表1 进展期胃癌不同宏观类型中年龄和性别的区别

	1型	2型	3型	4型	5型
年龄中位数（范围）	71岁（41~91岁）	69岁（30~98岁）	68岁（26~90岁）	64岁（22~88岁）	67岁（27~77岁）
男性比例（男性/全体）	79%（100/127）	76%（486/641）	69%（745/1079）	47%（156/330）	64%（28/44）

类型中年龄和性别的区别见**表1**。4型胃癌的中位年龄为64岁，男性比例为47%，与其他宏观类型相比，年轻女性居多。

其次，使用日本内镜数据库对4型胃癌进行分类的结果，在研究的143例中，胃底腺型119例，幽门腺型24例，胃底腺型占大部分，约83.2%。胃癌内镜最常见的是胃壁硬化和伸展不良，在所有143例案例中发现96.5%。胃底腺型常见有肿大、蛇行、横行等皱襞变化。另一方面，85.7%的胃底腺型和91.7%的幽门腺型有糜烂和溃疡，以幽门腺型多见。此外，在所有胃底腺区域型案例中均发现华夫饼样表现，在119例中占19.3%（**表2**）。

案例

[**案例1，图3**] 胃底腺型硬化型胃癌，原发灶明显。50多岁，女性。*H.pylori*（幽门螺杆菌）感染史不明。

内镜检查的正镜观察显示，胃穹隆大弯处有凹陷和糜烂，并且在同一部位周围观察到周

表2 4型胃癌的临床特征

	胃底腺型	幽门腺型	总计
案例数（%）	119（83）	24（17）	143
性别（男：女）	55：64	12：12	67：76
年龄中位数（范围）	63岁（27~88岁）	65岁（45~85岁）	64岁（27~88岁）
壁硬化/伸展不良	114（96%）	24（100%）	138（97%）
皱襞肿大	100（84%）	15（63%）	115（80%）
皱襞蛇行	82（69%）	10（42%）	92（64%）
皱襞横走	40（34%）	2（8%）	42（29%）
糜烂、溃疡	102（86%）	22（92%）	124（87%）
华夫饼样表现	23（19%）	0（0%）	23（16%）

"壁硬化/伸展不良"以下（ ）内数字分别是胃底腺型119例、幽门腺型24例，共143例的占比。

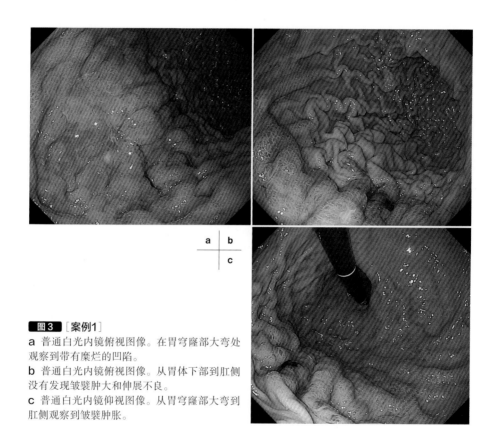

a | b
c

图3 ［案例1］
a 普通白光内镜俯视图像。在胃穹窿部大弯处观察到带有糜烂的凹陷。
b 普通白光内镜俯视图像。从胃体下部到肛侧没有发现皱襞肿大和伸展不良。
c 普通白光内镜仰视图像。从胃穹窿部大弯到肛侧观察到皱襞肿胀。

围皱襞肿胀和伸展不良（**图3a**）。从胃体下部到肛侧没有发现肿大和伸展不良（**图3b**）。仰视图上看，从胃穹隆大弯至肛侧可见皱襞肿胀（**图3c**）。凹陷部位活检诊断为低分化腺癌和印戒细胞癌。

［**案例2，图4**］ 典型的胃底腺型硬化型胃癌。40多岁，女性。*H.pylori* 感染史不明。

幽门胃窦区多发黄白色斑点（**图4a**）。在靛胭脂染色内镜图中，结节状隆起和颗粒状隆起不明显，但可辨认出铺石状胃区，推测是结节性胃炎的残留（**图4b**）。在俯视图中，胃大弯处褶皱明显肿大，伸展不良（**图4c、d**）。在倒镜观察，在胃穹窿前壁发现了一个被认为是原发病变的溃疡（**图4e、f**）。在切除的标

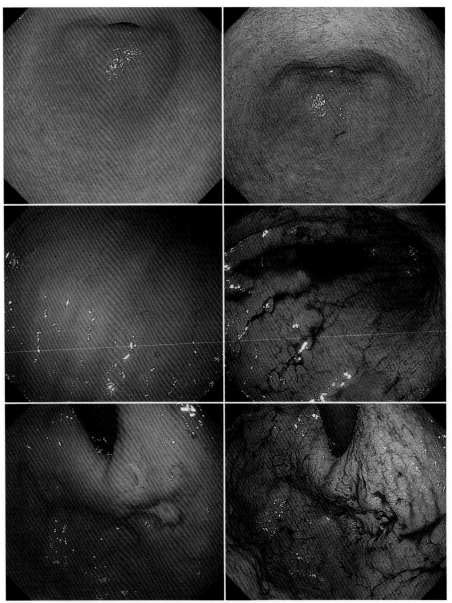

a	b
c	d
e	f

图4 ［案例2］

a 普通白光内镜俯视图像。幽门胃窦区多发黄白色斑点。

b a图的靛胭脂染色内镜图像。结节状隆起和颗粒状隆起不明显，但发现呈铺路石状区域，推测可能是结节性胃炎的残留。

c 普通白光内镜俯视图像。胃体大弯处皱襞明显肿胀且伸展不良。

d c图的靛蓝胭脂红色素内镜图像。胃大弯处皱襞的肿胀明显。

e 普通白光内镜仰视图像。胃穹窿前壁原发病变位置的不规则溃疡。

f e图的靛胭脂染色内镜图像。不规则溃疡更明显。

本中，从胃体上部到胃窦全周性皱襞增厚（**图4g**）。此外，在胃穹窿前壁发现黏膜凹陷，组织上有黏膜内病变，与原发病变一致，浸润深度为T4（SE）（**图4h、i**）。

［案例3，图5］ 幽门腺型硬化型胃癌伴幽门狭窄。60多岁，女性。当前有 *H.pylori* 感染。

在幽门胃窦观察到壁硬化、伸展不良和全周狭窄（**图5a**）。靛胭脂染色内镜图中上

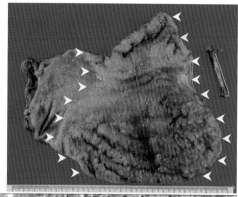

图4（续）

g 手术切除标本。从胃体上部到胃窦部的全周性皱襞增厚（白色箭头）。在胃穹窿部前壁发现黏膜凹陷（黄色箭头）。

h 黏膜凹陷处放大图像。全层性壁增厚，黄色箭头处黏膜肌层破裂。

i 黏膜凹陷处强放大图像。黏膜内原有腺窝上皮保留，间质有低分化腺癌及印戒细胞癌增生。

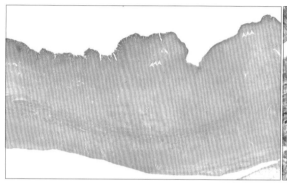

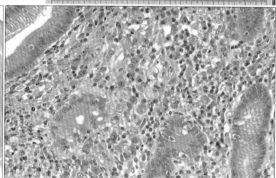

皮也没有明显的变化（**图5b**）。在超声内镜（endoscopic ultrasonography，EUS）图像上，在幽门窦扫描中主要以第4层为中心观察到全层增厚（**图5c**）。此外，第4层外缘凹凸不平，浸润深度诊断为T4（SE）。进行了包括复查在内的多次活检，但由于均在第1层，因此进行了超声内镜细针抽吸（endoscopic ultrasound-guided fine needle aspiration，EUS-FNA），但仍未获得明确诊断。由于临床上考虑与胃癌一致，因此进行全胃切除术。切除的标本如**图5d**所示。从胃体下部到胃窦观察到周壁增厚和狭窄。组织病理学上，低分化腺癌与增厚的胃壁一致，但黏膜内病变较少（**图5e、f**）。浸润深度为T4（SE）。

［案例4，图6］ 具有华夫饼样外观的胃底腺型硬化型胃癌。60多岁，男性。*H.pylori*未感染。

在内镜正镜观察中，肿大的直径不一样的大弯侧皱襞纵向走行，皱襞间隙因充气而扩大（**图6a**）。倒镜观察伸展不良的现象并不明显，但可以看到黏膜皱襞呈交错状横走，呈现典型的华夫饼样外观（**图6b**）。由于上皮变化不明显，原发灶不清楚。从肿大的皱襞进行多次活检，诊断为低分化型腺癌。

结果分析

肉眼可见的硬化型胃癌主要为4型胃癌，但周围有硬化型进展的其他类型均归为硬化型胃癌。严格地说，仅凭肉眼无法讨论硬化型胃癌的流行病学。因此这里只限于4型胃癌。2011年日本胃癌学会全国注册的11 066例接受手术切除的进展期胃癌中，4型胃癌1423例占12.9%。笔者所在医院中由于其他医院转诊治疗的病例较多，因此普通人群中的4型胃癌的增减数量统计困难，但2011年被内视镜诊断的进展期胃癌中的4型胃癌的比重为11.4%，比全国统计略低，但在2015年以后比例逐渐增加，在2018年达到了24.6%。

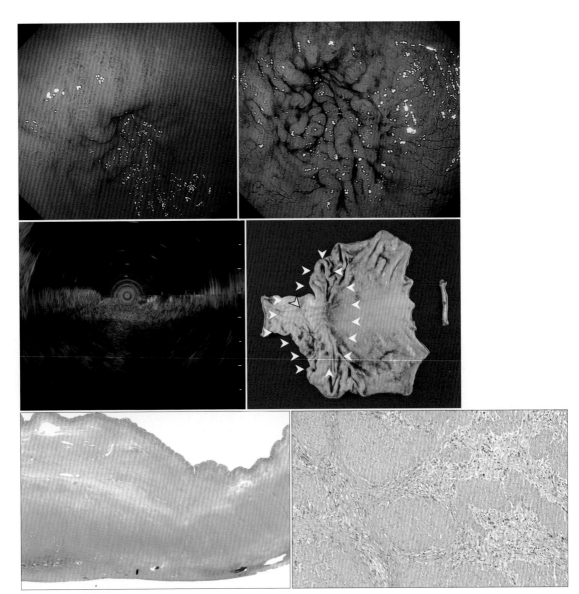

a	b
c	d
e	f

图5 [案例3]

a 普通白光内镜图像。在幽门胃窦观察到胃壁硬化、伸展不良及全周狭窄。

b a图的靛胭脂染色内镜图像。上皮无明显改变。

c EUS图像。幽门窦扫描显示全层增厚，同时保持以第4层为中心的分层结构。

d 手术切除标本照片。从胃体下部到胃窦（白色箭头）观察到全周增厚和狭窄。

e d中的黄色箭头指示区域的组织病理学图像。可见与壁增厚一致的低分化腺癌的增殖。周围有纤维化浸润，肿瘤侵及浆膜。

f 低分化腺癌浸润周围区域，同时维持肌层结构。

通常认为硬化型胃癌中发生于胃底腺区的LP型胃癌与发生于幽门腺区的硬化型胃癌从最初的表现到浸润方式是不同的。LP型胃癌被定义为一种未分化的癌，其中原发病变存在于胃底腺的黏膜区域，并且与黏膜内进展相比，其侵袭范围在黏膜下层以深处更广。原发灶为0-Ⅱc型，以缺乏萎缩和肠上皮化生的胃黏膜为背景，小于2cm，无溃疡。①"前LP型胃癌"，这是早期胃癌的一个阶段，黏膜下层深处浸润，没有形成溃疡；②"潜伏性LP型胃癌"，部分

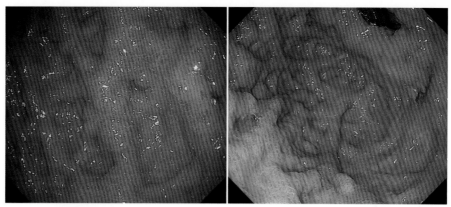

图6 [案例4]

<u>a | b</u>

a 普通白光内镜俯视图像。从胃体上部俯视胃穹窿，存在肿胀，直径不一的纵行走行的大皱襞。

b 普通白光内镜仰视图像。伸展不良观察不明显，但发现黏膜皱襞呈大皱襞交错状横走，呈典型的华夫饼样外观。

胃壁变形收缩；③ "典型 LP 型胃癌"，胃壁严重收缩进展为具有一般管状狭窄和皮革瓶状。

[**案例1**] 相当于潜伏性 LP 型胃癌，因为在胃窦大弯处发现 0-Ⅱc 型，胃壁轻度变形和收缩。

[**案例2**] 被认为是典型 LP 型胃癌，因为在胃窦前壁发现溃疡，胃壁整体无伸展并有管状狭窄。

另一方面，幽门腺型则伴随着中等程度以上的萎缩和肠上皮化生，从胃体下部开始在幽门胃窦黏膜发生分化型腺癌，在浸润的同时成为未分化型癌，导致幽门胃窦部明显的狭窄。因此，幽门腺型多伴有上皮性变化，占91.7%，大部分为糜烂或溃疡。然而，像[**案例3**]这样缺乏上皮性变化的案例，应注意观察胃壁硬化和伸展不良等现象。

综上所述，LP 型胃癌初期图像难以捕捉的原因较多。在研究时发现，14.3% 的胃底腺型癌是上皮变化不明显的案例。

前 LP 型胃癌的内镜特征包括胃底腺黏膜区无皱襞集中的穿凿性溃疡，或周围区域有小的 0-Ⅱc 样凹陷，周围伴有轻微的隆起。细川等发现的特点是病灶中央凹陷处有白苔，癌灶周围有隆起，皱襞集中。因此检查时，需要充分伸展胃体的皱襞，仔细寻找不规则的小糜烂

和凹陷。与此相对，在黏膜下层深处浸润的区域，发生器质性变化，导致弹性消失，存在长轴、短轴向两个方向缩短，纵行的皱襞与横行皱襞发生交错。交错的皱襞可能会产生类似华夫饼样的外观 [**案例4**]，这可能有助于诊断。

硬化型胃癌的典型 EUS 图像的特征是胃壁增厚，保留层次结构，如 [**案例3**] 所示。与其他癌不同，固有肌层浸润的方法是在肌束之间弥漫型浸润，因此不会因癌而导致肌层破裂，仅观察到增厚。全层内的癌量多了，层次结构就会消失。另外，关于浸润深度诊断，由于癌在保持层次结构的同时会浸润，因此难以通过观察被破坏的最外层来诊断浸润深度。EUS 可以以增厚层的外侧诊断癌细胞浸润深度。硬化型胃癌常伴有腹膜播散，腹膜播散表现为肿瘤外的无回声区域。此外，一些关于EUS-FNA 活检诊断报道表明，其活检阳性率为71.4% ~ 82.6%。

与硬化型胃癌需鉴别，典型的恶性肿瘤有转移性胃癌和恶性淋巴瘤。转移性胃癌由于胃壁伸展不良或黏膜皱襞肿大，有时难以鉴别。乳腺癌是与进展期胃癌 4 型相似的转移性胃癌最常见的原发灶，也有胰腺癌转移的报告。恶性淋巴瘤与硬化型胃癌的不同之处在于，胃壁

的伸展性较好，溃疡边缘没有蚕食像等上皮性变化，白苔和周围胃黏膜的边界清晰。此外，急性胰腺炎的波及、腐蚀性胃炎、胃蜂窝织炎、急性胃炎、嗜酸细胞性胃炎、自身免疫性胃炎等急性或慢性炎症性疾病也可作为鉴别的候选。我们认为，这些疾病不仅要通过内镜观察，还要通过问诊和掌握临床过程来诊断。

结语

　　本文描述了笔者所在医院硬化型胃癌的发展趋势和内镜检查结果。考虑到胃底腺型和幽门腺型的特征性内视镜像略有不同，在充分送气的基础上重点观察壁伸展性、皱襞的上皮性变化。

参考文献

[1]望月孝規. 胃スキルスの病理. 胃と腸　11: 1261–1264, 1976.
[2]日本胃癌学会（編）. 胃癌取扱い規約，第15版. 金原出版，pp 10–11, 2017.
[3]中村恭一，菅野晴夫，杉山憲義，他. 胃硬癌の臨床的ならびに病理組織学的所見. 胃と腸　11: 1275–1284, 1976.
[4]宮崎正史，清原裕. スキルス胃癌の頻度と時代的変化および予後の疫学. 曽和融生. 井藤久雄（編）. 新編スキルス胃癌—基礎と臨床，改訂版. 医薬ジャーナル社，pp 30–36, 2010.
[5]日本胃癌学会. 全国胃癌登録. http//www.jgca.jp/entry.html.
[6]中村恭一. 胃癌の構造，第3版. 医学書院，2005.
[7]竹田彬一，保田光代，中藤正樹，他. 逆追跡症例からみた "pre–linitis plastica" 型胃癌の形態的特徴. 胃と腸 35: 915–925, 2000.
[8]細川治，海崎泰治，宮永太門，他. linitis plastica型胃癌初期病変の内視鏡診断. 胃と腸　43: 799–809, 2008.
[9]Maeda E, Oryu M, Tani J, et al. Characteristic waffle–like appearance of gastric linitis plastica: A case report. Oncol Lett 9: 262–264, 2015.
[10]村田洋子，山崎琢士，喜多村陽一，他. スキルス胃癌の特徴と診断の基本—EUSの立場から. 胃と腸　45: 457–467, 2010.
[11]Andriulli A, Recchia S, De Angelis C, et al. Endoscopic ultrasonographic evaluation of patients with biopsy negative gastric linitis plastica. Gastrointest Endosc　36: 611–615, 1990.
[12]Ye Y, Tan S. Endoscopic ultrasound–guided fine–needle aspiration biopsy for diagnosis of gastric linitis plastica with negative malignant endoscopy biopsies. Oncol Lett　16: 4915–4920, 2018.
[13]Liu Y, Chen K, Yang XJ. Endoscopic ultrasound–guided fine–needle aspiration used in diagnosing gastric linitis plastica: Metastatic lymph nodes can be valuable targets. J Gastroenterol Hepatol　34: 202–206, 2019.
[14]北村匡. スキルス胃癌と鑑別を要する腫瘍性疾患—転移性腫瘍. 胃と腸　45: 489–492, 2010.
[15]赤松泰次. スキルス胃癌と鑑別を要する腫瘍性疾患—胃悪性リンパ腫. 胃と腸　45: 485–488, 2010.

Summary

Endoscopic Diagnosis of Scirrhous Gastric Cancer

Yohei Koyama[1], Shigetaka Yoshinaga,
Se II chiro Abe, Satoru Nonaka,
Haruhisa Suzuki, Ichiro Oda,
Taiki Hashimoto[2], Shigeki Sekine,
Yutaka Saito[1]

The typical endoscopic findings in scirrhous gastric cancer are poor distension of the gastric wall, morphological changes in gastric folds, and a primary lesion. The disease is primarily classified as fundic gland type of gastric cancer with linitis plastica type or as pyloric gland type of gastric cancer with pyloric stenosis. According to the analysis of 143 scirrhous gastric cancer cases, the fundic gland type accounted for the majority （83.2%）. The most common endoscopic finding was poor gastric wall distension, which was observed in 96.5% of cases. Epithelial changes such as erosion and ulcers were not observed in 14.3% and 8.3% of patients with fundic and pyloric gland types, respectively. Notably, the characteristic endoscopic images of the fundic and pyloric gland types are slightly different.

[1]Endoscopy Division, National Cancer Center Hospital, Tokyo.
[2]Pathology Division, National Cancer Center Research Institute, Tokyo.

硬化型胃癌进展度诊断（CT、MRI、PET）

野津　聪[1]

和田　达矢

山内　辰雄[2]

摘要●在硬化型胃癌的诊断中，CT、MRI和PET是评估术前进展程度以及疗效判断和预后预测的有效影像诊断手段。通过CT多相造影和MRI弥散加权成像描绘出胃壁的层次结构，有助于硬化型胃癌的诊断。CT是应用最广泛的检查方法，CT血管造影有助于掌握术前血管解剖结构。使用EOB对比增强的MRI对诊断肝转移特别有用。MRI弥散加权图像在诊断无骨破坏的骨转移方面也很有效，这是CT难以诊断的。PET对淋巴结转移和腹膜播散的敏感性较低，效果甚微，但对诊断远处转移可能有用。在研究中发现，与SUVmax 4以下的转移淋巴结组相比，SUVmax 4以上的转移淋巴结组的术后平均无复发期更短（$P<0.05$）。

■**关键词**　胃癌　CT　MRI　PET　远处转移

[1] 埼玉県立がんセンター放射線診断科
　〒362-0806 埼玉県北足立郡伊奈町大字小室780
　E-mail : nozu@cancer-c.pref.saitama.jp
[2] 同　放射線技術部

前言

　　硬化型胃癌是组织病理学上有许多纤维间质，癌实质散在间质中的胃癌。从形态上看，除了胃壁明显肥厚、没有形成明显的瘤的弥漫浸润型（4型）以外，还包括形成溃疡、围绕溃疡的胃壁肥厚、周堤模糊的3型胃癌以及0-Ⅱc型类似的进展期癌。

　　2009年，笔者所在医院放射科进行上消化道X线造影检查，157例经胃肠X线造影或胃镜检查判断为4型胃癌，94例经胃肠X线造影检查确定是3型胃癌，手术结果显示侵袭性生长方式为INFc（与周围组织边界不清的浸润性生长），根据《胃癌处理规范（第14版）》，被判定为sci（硬化型），共获得251个影像学表现。肿块特别大。本文将从目前发表的论文出发解说CT、MRI以及PET（positron emission tomography）各自的图像诊断特征和有效例子。

硬化型胃癌的CT诊断

1. CT在硬化型胃癌中的作用

　　通常，CT诊断胃癌的主要作用是寻找淋巴结转移或远处转移。内镜对胃癌的局部评估诊断能力较高，而CT的作用仅限于检查浆膜外组织和其他脏器的浸润等。然而，对于硬化型胃癌，由于肿瘤细胞主要浸润在黏膜下，因此很难通过内镜诊断和确定肿瘤的浸润范围，在局部诊断中显示了CT的适用性。

2. CT成像方式

　　在胃癌的CT诊断中，当用发泡剂或饮用

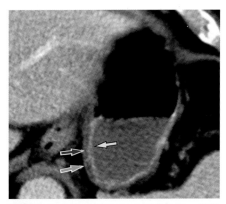

图1 正常胃壁增强CT（门静脉期，横断面）。正常胃壁由第一层（黄色箭头），其增强效果强于管腔表面；第二层（红色箭头），增强效果较弱；第三层（蓝色箭头），具有类似于肌肉组织的中等增强效果。以三层结构描绘，分别对应于黏膜层、黏膜下层和固有层~浆膜下层。根据胃壁的延伸程度，它通常被描绘在第一层和第二层

水扩张胃时，健康的胃壁被拉伸变薄，使增厚的胃癌病灶壁变得清晰。但是，如果过度伸展，反而会使病变模糊，而且还会因胃内的气体和水而产生假象，因此需要注意。检查前使用解痉药可抑制胃蠕动。此外，在普通横断像的基础上，加上MPR（multi planar reconstruction）图像，更容易诊断浸润深度。在笔者所在医院，第一次CT通常是单纯CT和增强CT，术前增强CT分3个阶段：①动脉期，②门静脉期，③平衡期。

3. 正常胃壁与胃癌的CT表现

增强CT显示正常胃壁因胃扩张程度和部位不同而异，但可见1~3层。3层胃壁时，内侧强烈增强的层为黏膜层，中间增强效果较弱的层为黏膜下层，外侧中等程度增强的层为固有肌层、浆膜下层、浆膜（**图1**）。

关于胃癌病灶的描绘，一般认为许多胃癌在动脉中表现出中到高度的增强效果，但是组织型、间质的量、浸润模式等病理学上的差异会对增强形式产生影响。硬化型胃癌伴随着丰富的纤维性间质增生，并向胃壁浸润，因此具有癌实质少、纤维性间质多的特征，在动脉期的增强效果不明显，呈现渐进性增强效果。

Chen等在30例硬化型胃癌中施行了增强CT多相成像，报告所有病例均有渐进性增强效果。松井等还报道，即使是相对较小的硬化型胃癌，也可以通过对造影剂注射开始后300s的延迟相进行成像来检测。鹤丸等对21例硬化型胃癌进行对比增强CT多相成像，在40s后的早期，所有病例均呈两层结构，内层增强效果中等，外层轻度增强，在240s后的延迟期，据报道有18例呈单层结构，具有中等的增强效果，而在硬化型胃癌中，胃壁的层次结构趋于相对保持。虽然在图像采集时等方面略有差异，但我们案例的研究结果也大体符合上述趋势（**图2，图3**）。

在增强CT多期成像中，这种特征性的增强模式被认为有助于诊断胃癌的浸润深度和浸润范围，并有利于其与后面描述的其他胃病变鉴别诊断。

在硬化型胃癌的鉴别和浸润范围诊断方面，了解硬化型胃癌大致有两种形态的话可能会有所帮助。一是从胃体上部发展到中部的癌，扩散到整个胃，胃壁明显增厚，尤其是胃体大弯处胃壁肿胀明显（**图3**），另一种是从胃体下部发展到胃窦的癌主要在幽门胃窦浸润和增殖，幽门胃窦壁增厚变得突出，常导致幽门狭窄（**图4**）。前者通常是一种纯粹的低分化腺癌，没有黏膜内腺管形成，同样在浸润区也没有腺管形成，后者是具有在黏膜中形成腺管的分化型腺癌，但存在腺管混合型等组织病理学差异，其中腺管形成能力随着其浸润而降低并成为低分化腺癌。据报道，后者的淋巴结转移率特别高。

4. CT对胃癌浸润深度的评估

根据Choi等的报告，T1a的肿瘤通常无法通过CT显示出来。肿瘤可视为局部黏膜增厚和异常增强的结果，如果外侧低强化层保持则判断黏膜下层浸润（T1b），如果没有保持低强化层，则判断为固有肌层的浸润（T2）。此外，当肿瘤异常增强效果延伸至最外层但浆膜表面光滑或朝向周围脂肪组织略微起毛样时为

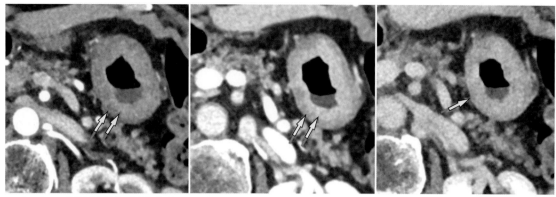

| a | b | c |

图2 硬化型胃癌的增强CT（pT4a）

a 动脉期。胃壁弥漫型增厚，周围脂肪组织松散。胃壁整体增强效果较弱，但呈两层结构，内层为淡淡的高强化，外层为低强化（黄色箭头）。

b 门静脉期。胃壁整体增强效果增强，两层结构清晰（黄色箭头）。

c 延迟对比期。胃壁整体增强效果比较均匀，层结构模糊（黄色箭头）。

a	b
c	d

图3 从胃窦到胃体的硬化型胃癌（cT4a）

a 增强CT（动脉期），从胃体上部到胃角（黄色箭头）观察到弥漫型胃壁增厚，但在幽门胃窦未观察到胃壁增厚。

b 增强CT（门静脉期），观察到渐进增强效应，呈两层结构，门静脉期（黄色箭头）内层强化高，外层强化低。

c 增强CT（延迟对比期），延迟期结构模糊（黄色箭头）。

d 上消化道X线造影，从胃窦到胃体的皱襞伸展不良并增厚。

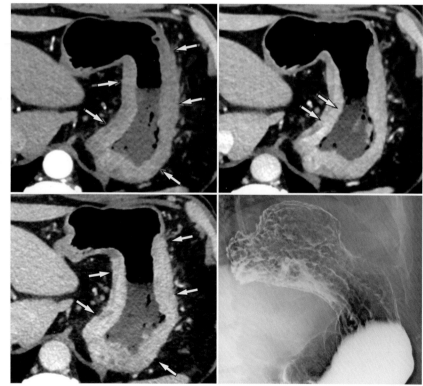

T3 期。如果浆膜表面不规则、结节状或向周围脂肪组织有浓密绒毛样，则判断为 T4a 期。如果肿瘤与附近组织之间的脂肪消失，或者肿瘤明显侵犯附近器官，则诊断为 T4b 期。

但是，硬化型胃癌与其他胃癌相比，增强效果较弱，因此很难知道肿瘤的进展范围，而且由于保留了比较多层结构，所以往往低估了浸润深度。另外，即使进展到浆膜外，胃壁边缘也有不少是平滑的，可以说是 CT 诊断深度的极限。

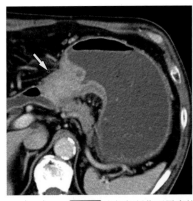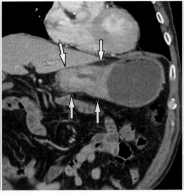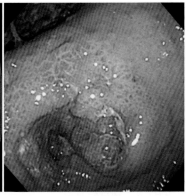

| a | b | c |

图4 幽门部硬化型胃癌的增强CT门静脉期（pT4a）
a 水平切片，仅在幽门胃窦观察到弥漫型壁增厚（黄色箭头），胃体扩张。
b 冠状切片，在增厚的胃壁中可见分层结构（黄色箭头），在周围的脂肪组织中可见轻微的绒毛样结构。
c 同时正常内镜图像，从胃角到胃窦后壁中心胃壁明显增厚。

5. 硬化型胃癌的转移

众所周知，硬化型胃癌的直接浸润、淋巴转移、播散性转移较多，血行转移较少。在硬化型胃癌中，诊断时癌细胞已暴露于浆膜表面，手术时常观察到游离的腹腔内癌细胞或腹膜播散转移（以下简称"腹膜播散"）。此外，还有许多异时性腹膜播散导致根治后腹膜复发。

CT诊断腹膜播散并不容易。有报道称，对于影像学检查未见腹膜播散的大块3、4型胃癌患者，腹腔镜下腹腔播散检出率为15.0%～36.3%，可以说影像诊断是有一定限度的。但腹腔镜也有不足之处，难以充分观察小肠肠系膜、横结肠后叶、大网膜、小囊等。使用CT时，要仔细寻找粗大的播散性病变，包括内镜检查效果不佳的区域。

6. 需要与硬化型胃癌鉴别的疾病

硬化型胃癌通过CT显示为弥漫型胃壁增厚，与其类似的疾病有恶性淋巴瘤、炎症性病变（如急性胃黏膜病变）和Ménétrier病。

如上所述，硬化型胃癌以黏膜下弥漫型浸润为主，纤维间质增生丰富，且保持相对层次结构，增强CT反映了这一点并呈现出逐渐增强的效果。该部位位于胃的中上段或幽门胃窦区，晚期病变可扩展至整个胃。

硬化型胃癌与恶性淋巴瘤的CT鉴别如下：

①恶性淋巴瘤失去壁的层次结构；②胃壁增厚明显且不规则，有时呈结节状；③浸润到胃壁外，但周围脂肪组织相对保持；④血管造影从早期到晚期均有中等强化；⑤通常合并胃癌常转移区域外的肿大淋巴结（**图5**）。

与急性胃黏膜病变等炎症性病变的鉴别点，炎性病变保持着清晰的胃壁分层结构，黏膜下水肿引起的黏膜下层增厚是胃壁增厚的主要原因，即使在增强扫描的后期，也没有均匀的胃壁增强效果（**图6**）。

作为与Ménétrier病的鉴别点，有报道称Ménétrier病维持胃壁的分层结构，仅黏膜层增厚，其他层不增厚。

此外，虽然CT无法显示，但胃壁伸展不良是硬化型胃癌的特征性表现。在上述提到的除硬化型胃癌外的其他疾病中，即使胃壁伸展不良，也是轻微的，与硬化型胃癌相鉴别是非常重要的。

7. CT血管构建

不仅限于硬化型胃癌，在视野狭窄的腹腔镜手术中，通过在术前掌握血管走行信息，可以降低术中血管损伤的风险。对于血管分支模式，通过体积渲染法创建增强CT动脉期和门静脉期血管的3D图像，通过将动静脉图像合成为三维图像，更容易理解动脉和静脉之间

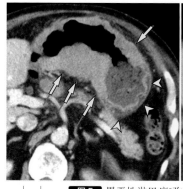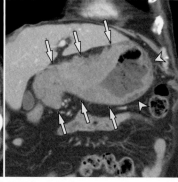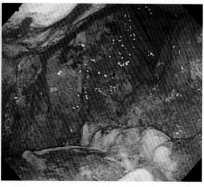

a	b	c

图5 胃恶性淋巴瘤[弥漫型大B细胞淋巴瘤（diffuse large B-cell lymphoma，DLBCL）]的增强CT门静脉期。**a**：水平切片；**b**：冠状切片；**c**：正常内镜图像。从胃体到幽门胃窦区域可见壁增厚（**a**和**b**的黄色箭头）。胃壁增厚不规则，局部呈结节状，同一部位的层次结构已消失。在贲门侧可以看到正常胃壁的三层结构（**a**和**b**的黄色箭头）。在**c**中观察到弥漫型发红和水肿的黏膜，并时有白苔

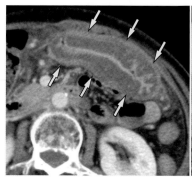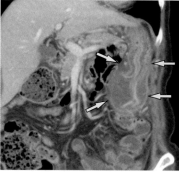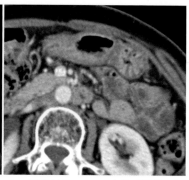

a	b	c

图6 70多岁的女性，急性胃炎增强CT门静脉期。**a**：水平切片；**b**：冠状切片；**c**：10个月后增强CT图像。卵巢癌手术后淋巴囊炎抗生素给药后引起急性胃炎。从胃体到胃窦（**a**和**b**的黄色箭头）观察到明显的黏膜下水肿。胃壁层次结构保持清晰，除黏膜下层外各层未见明显增厚。在10个月后为跟踪观察原发灶拍摄的图像中，胃壁增厚消失

的位置关系，这种方法可能无法描绘血流不佳的小血管。另一方面，虽然最大强度投影（maximum intensity projection，MIP）图像不能提供彩色显示，也不能提供广度和深度的信息，但是它可以描绘出造影不良的血管，在我们的胃癌术前对比增强CT中，除了体积渲染图像之外，我们还创建了一个图像（sliding thin slab MIP），滑动MIP图像以掌握血管情况。

胃癌手术中血管分支的模式多种多样，但我们举一个涉及动脉、门静脉系统位置关系的变异与血管处理的案例。

胃左静脉通常流入门静脉、脾静脉或肠系膜上静脉汇合处，一旦受损可引起大出血。流入门静脉时，常经肝总动脉背侧，但流入脾静脉时，可经肝总动脉/脾动脉腹侧或背侧。极少数情况下，它会在小网膜内走行，直接进入肝脏门静脉（**图7**）。

肝总动脉通常是腹腔动脉的分支，当肝总动脉从肠系膜上动脉分出时，常走行于门静脉腹侧。但走行于门静脉背侧时必须注意，因为在腹腔镜下手术时，肝总动脉周围的神经丛通常致密，而门静脉是直接暴露在外的（**图8**）。Michels报道8%的尸检病例有左肝动脉从胃左动脉分出，胃切除术切除副左肝动脉可能导致左肝叶缺血或坏死。笔者所在医院也有一例术前检查没有肝损伤，但胃切除时副左肝动脉切除后肝左外侧区缺血，导致暂时性肝损伤的病例（**图9**）。有报道称，术后肝损伤的发生

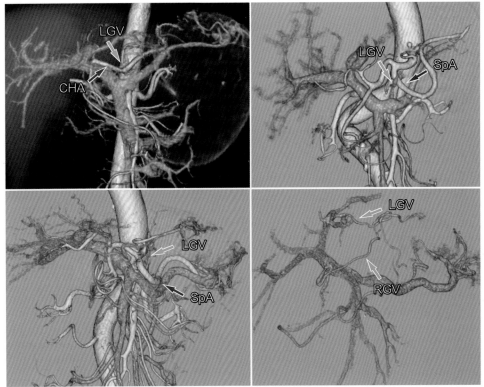

图7 胃静脉回流模式
a 胃左静脉（LGV）从肝总动脉（CHA）的背侧流入门静脉。
b LGV从脾动脉（SpA）的腹侧流入脾静脉。
c LGV从SpA背侧流入脾静脉。
d 胃右静脉（RGV）流入门静脉主干，LGV流入肝内门静脉左支。

与是否有副左肝动脉无关，但我认为术前掌握血管走行情况是有意义的。

硬化型胃癌的MRI诊断

MRI 在胃癌的分期（TNM 分期诊断）中很少使用，除非是为了与其他肝脏肿瘤相鉴别和肝转移状态评估。此外，因为在硬化型胃癌中腹膜播散比肝转移更成问题，所以对 MRI 的需求更加有限。然而，随着技术的进步，如设备的更高速度和更高分辨率以及弥散加权图像的组合使用，MRI 对胃癌的有效性仍在研究中。

1. 胃癌分期现状

关于胃癌分期诊断中的 TNM 分期诊断已经有很多报告，下面以 2019 年日本以外发表的综述论文为基础，将 MRI 的实用性分为 T、N、M 三个部分进行说明。

2. T：深度诊断

通常，胃壁的各层结构在 MRI 图像中是不分离的，一般表现为：①黏膜层 / 黏膜下层 / 固有层；②浆膜下层；③浆膜。每一层结构在 T2 加权图像中被描述为低信号 / 高信号 / 低信号，在 T1 加权图像中被描述为高信号 / 低信号 / 中高信号，以及相反的高信号 / 低信号 / 高信号。在此基础上，通过 MRI 对 T 级进行诊断，但标准结果因每项研究而异，尚未获得明确的共识。

Liu 等在 T2 加权和对比增强 MRI 图像中添加了弥散加权图像：T1：内层（黏膜层）局部增厚，具有轻度对比增强或弥散加权高信号；T2：壁增厚，外缘光滑、清晰，具有明显的增强或弥散加权的高信号；T3：壁增厚，侧边缘不规则或超过胃壁的胃周脂肪浸润；T4：浸润到浆膜（内脏腹膜）或邻近结构。结果，通过

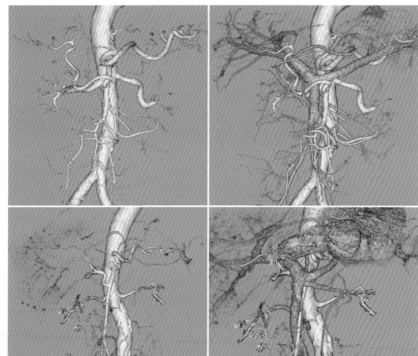

a	b
c	d

图8 肠系膜上动脉分支的肝总动脉模式

a 动脉期的3D图像。

b 对比增强的3期复合图像［动脉、门静脉和胃（带a的复合图像）］。在许多情况下，肝总动脉位于门静脉的腹侧。

c 动脉期的3D图像（a和b的不同情况）。

d 对比增强的3期复合图像（带有c的复合图像）。在极少数情况下，肝总动脉可能位于门静脉的背侧。

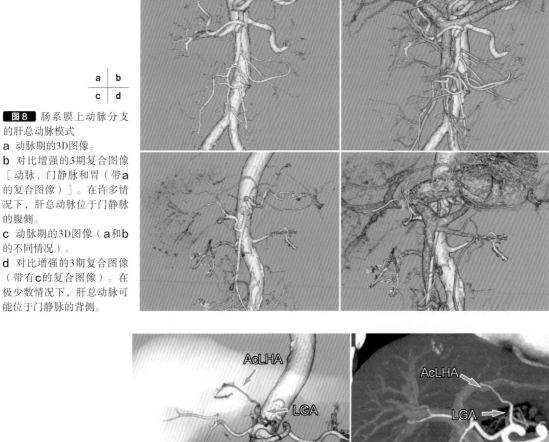

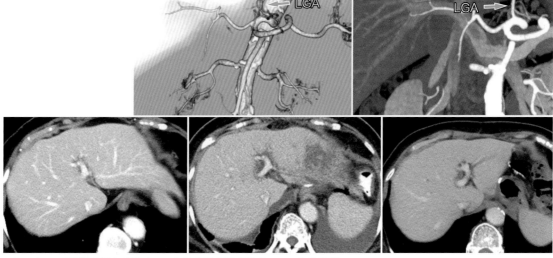

a	b
c	d	e

图9 胃左动脉（LGA）发出副左肝动脉（AcLHA）的病例

a 动脉期的3D图像。

b 冠状位MIP图像。由于滑动薄板MIP无法显示在杂志上，所以呈现的是厚图。

c 术前增强CT图像。

d 术后7天的增强CT图像。肝左叶外侧区出现疑似坏死的低密度区。

e 手术后15个月的对比增强CT图像。肝左叶侧切面低密度区已消失。

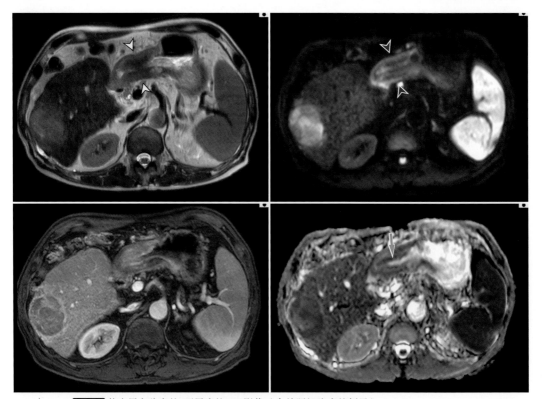

<table>
<tr><td>a</td><td>b</td></tr>
<tr><td>c</td><td>d</td></tr>
</table>

图 10 伴有胃窦狭窄的4型胃癌的MRI影像（合并肝细胞癌的例子）

a T2加权图像。在明显的胃窦壁增厚（黄色箭头）中观察到反映纤维化的分层低信号。

b 弥散加权图像。在a中识别低信号的层次结构部分，识别出在高信号/低信号/高信号三层结构，呈"三层夹心征"（红色箭头）。

c 动态造影图像（门静脉期）。在胃窦区域，观察到反映纤维化的壁增厚区域的强化。肝肿瘤显示肿瘤内部低信号（无强化区）和肿瘤周围环状强化（日冕样强化），这是肝细胞癌的特征。

d ADC图像。观察到与b的高信号层对应的ADC值下降（蓝色箭头）。

添加弥散加权图像，分期准确率从 76.5% 提高到 88.2%，Tis ~ T1 和 T2 ~ T4、Tis ~ T2 和 T3 ~ T4、Tis ~ T3 和 T4 的诊断能力提高，正确诊断率分别为 96.1%、98% 和 96.1%，提示 MRI 浸润深度诊断的可能性。

此外，Zhang 等提出了一种称为"三层夹心征"的特征性发现，在 23 例 4 型胃癌中的 19 例的弥散加权图像表现出三层结构。与病理结果比较，该特征对应于内外高信号层的黏膜 / 黏膜下层和浆膜下 / 浆膜，中间低信号层对应固有肌层，但表面黏膜保留，从深层黏膜到浆膜下，浆膜呈弥漫浸润，应考虑为 pT3 或更高分期。

图 10 为 4 型硬化型胃癌伴肝细胞癌的 MRI 图像。

3.N：淋巴结转移的诊断

硬化型胃癌淋巴结转移的频率较高，淋巴结转移是预后不良的因素。如上所述，淋巴结转移的诊断通常是通过 CT 进行。MRI 和 CT 在淋巴结诊断能力方面没有明显差异，但在有增强 CT 禁忌证的情况下，可通过 MRI 进行评估。此外，为了提高基于形态特征的诊断准确性，正在尝试使用 MRI 弥散加权图像进行评估。虽然有报道称弥散加权图像可单独用于 N 期诊断，但 Zhong 等称淋巴转移时阳性淋巴结的表观扩散系数（apparent diffusion coefficient，ADC）值明显低于阴性淋巴结，并且 CT 和 T2 加权据报道，与单独的每种成像方法相比，通过将弥散加权成像与基于图像的形态学诊断相结合，诊断淋巴结转移的能力显著提高。

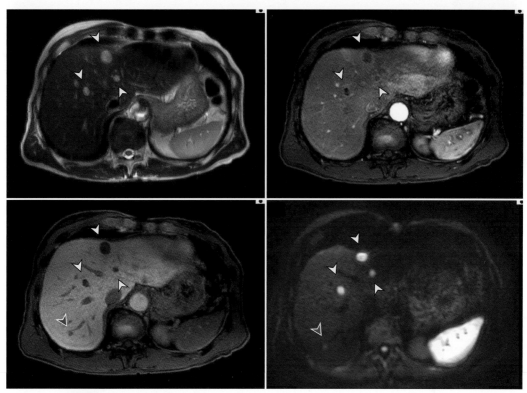

a	b
c	d

图11 胃癌肝转移病例（3型）

a T2加权图像。观察到三个高信号肿瘤（黄色箭头）。

b EOB动态对比图像（动脉期）。在同一区域，发现一个带有苍白环形边缘的乏血供性肿瘤（c和d中黄色箭头）。

c 肝细胞期。在后段，可以发现T2加权的图像和在对比增强的动脉期不可见的小肿瘤（红色箭头）。

d 弥散加权图像。在与c的小肿瘤相同的区域观察到信号上升（红色箭头）。

4.M：远处转移的诊断

腹膜播散是胃癌最常见的远处转移，硬化型胃癌常同时伴有腹膜播散。由于成像范围的限制，MRI 很少用于诊断腹膜播散，期待使用扩散加权图像的全身 MRI 诊断和 PET-MRI 的检测灵敏度的提高。

在 26% ~ 38% 的胃癌患者中发现肝转移。当 CT 怀疑有转移但不能确认或需要与其他肝脏肿瘤鉴别时，使用肝细胞特异性造影剂 EOB（explanation of benefits）和 Primovist®（以下简称 EOB）进行对比增强，并进行 MRI 扫描。Sofue 等报道检测灵敏度为 91.0%，阳性预测值为 95.8%，均优于对比增强 CT。在笔者所在医院，使用动态成像进行诊断，该动态成像使用 EOB 以及 T2 加权和弥散加权图像分别捕获增强前期—动脉期—门静脉期—延迟对比期—肝细胞对比期图像，在肝转移的诊断中，EOB 进入肝实质的肝细胞造影可以获得更高的组织肿瘤对比度。**图 11** 显示了在 T2 加权图像和 EOB 动态动脉期中难以指出的微转移，可以在肝细胞对比相和弥散加权图像中被发现。

胃癌骨转移率因报道而异，如 0.9% ~ 3.8% 和 6%，但低于腹膜和肝脏。但据说在宏观分型的胃癌 3 型和 4 型，以及组织学类型中低分化腺癌和印戒细胞癌中，骨转移较多，需要注意硬化型胃癌有无骨转移。即使在 CT 上骨硬化图像不清楚或骨显像上核素的骨积累不佳时，MRI 也可以通过 T1 和 T2 加权图像指出骨髓异常（**图 12**）。此外，由于弥散加权图像在溶骨性和成骨性方面均被视为高信号，因此正在尝试通过全身 MRI 对其进行定量评估，并有望开发成为骨转移检查的首选。

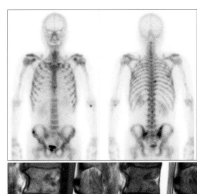
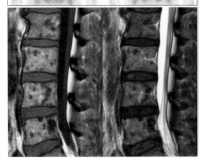
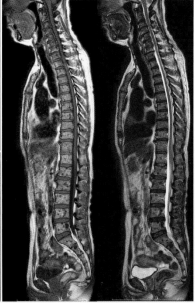

图12 胃癌骨转移病例（3型）
a 骨闪烁扫描图像。椎体堆积不明确，难以指出。
b 脊柱MRI（左：T1加权；右：T2加权）。弥漫型骨转移伴低信号。
c b中的下腰椎放大图像。

硬化型胃癌的PET诊断

1.PET概述

PET是一种利用正电子检测的计算机断层扫描技术，当正电子核素的原子核发射的正电子与周围电子结合消失时，可以测量两个511keV湮灭光子在彼此180°方向同时释放的正电子，是一种定量可视化的检查方法。通常，18F-氟脱氧葡萄糖（fluoro deoxy glucose，FDG）被用作癌症诊断的常用核素。FDG被注射到静脉内后，和葡萄糖一样，通过细胞膜的葡萄糖转运器从血液中进入细胞内。在细胞内，被糖酵解的己糖激酶磷酸化为FDG-6-磷酸，但与葡萄糖-6-磷酸不同，它不被糖酵酶代谢（TCA cycle）利用，而累积的FDG-6-磷酸被脱磷酸酶分解。换句话说，在FDG-PET中，FDG摄取的部位是葡萄糖代谢活跃的器官，也可以说是疾病。

在肿瘤中FDG摄取程度的评估中，肿瘤组织放射能比（standardized uptake value，SUV）这一半定量指标，由如下公式表示。

SUV=［组织放射能计数（cpm）/组织重量（g）］/［摄入放射能计数（cpm）/体重（g）］

一般情况下，摄取程度多以关注区域内SUV的最大值（SUVmax）来评价。

在许多恶性肿瘤中，葡萄糖转运酶活性和己糖激酶活性增高，由于去磷酸化酶活性极低，FDG大量摄取，生长速度越快，恶性程度越高，积累越多。一般来说，在增殖速度相同的情况下，未分化的肿瘤比高分化的肿瘤更容易聚集。

FDG-PET在恶性肿瘤中的检查目的是诊断分期（原发灶的扩散、有无淋巴结转移及其分布、有无远处转移）和重复癌的确认，根据《FDG PET、PET/CT临床实践指南（2018）》对原发灶不明的癌进行治疗效果判断和治疗效果预测，恶性肿瘤保险医疗的适应证要求描述为"用于不能通过其他检查和影像学确诊的患者的分期诊断和转移/复发诊断"，除恶性淋巴瘤外，用于确定治疗效果的检查不在保险范围内。此外，对医疗保险不承保的疾病，可以进行临床研究或免费诊疗。

2.胃疾的PET诊断

包括胃在内的消化道中，由于蠕动运动，FDG摄取增加。此外，在生理学上，胃底的蓄积量高于胃体，在 *H.pylori* 感染或慢性胃炎患者中 SUVmax 更高。慢性胃炎或 *H.pylori* 感染引起的炎症细胞浸润被认为是生理性积聚的原因，在 PET 检查病例中，12% 在胃窦处积聚，18% 在整个胃体积聚。此外，*H.pylori* 感染和慢性胃炎在胃内的累积分布没有规律。

3. 胃癌的PET诊断

关于胃癌，2010 年的医疗费用调整将涵盖除早期胃癌外的胃癌 FDG-PET。FDG-PET 对胃癌的诊断率为 48%～94%。但据报道，在没有葡萄糖转运蛋白表达的早期癌和浸润性晚期癌中聚集较差。从不同组织类型的葡萄糖转移酶表达率来看，乳头状腺癌为 44%，管状腺癌为 32%，低分化腺癌为 28%，印戒细胞癌和黏液癌甚至更低，为 6% 以下。因此，在间质成分多的硬化型胃癌和黏液成分多的印戒细胞癌中，FDG 摄取低且不易检测，与局部晚期胃癌相比，Lauren 分类的肠型胃癌的 FDG-PET 识别率为 83%，而弥漫型（diffuse type）胃癌的识别率明显较低，为 41%。在日本，原发灶的活检结果为乳头状腺癌中 FDG 摄取较高，在管状腺癌和高分化腺癌（por1）中较高，有报告称印戒细胞癌、黏液癌和低分化腺癌（por2），FDG 不会摄取，因此应排除在 PET 的适应证之外。另一方面，肠型胃癌或中高分化腺癌术前 SUVmax 和术后无病生存期和总生存期的 SUVmax 相关性较差，也有报道称与印戒细胞癌和弥漫型胃癌呈负相关。

4. 淋巴结转移的诊断

关于胃癌淋巴结转移的检测，根据日本胃癌学会的工作小组汇总的报道，PET 对淋巴结转移的敏感性低至 21%～40%，但特异性却高达 89%～100%。55% 的胃癌淋巴结转移最大直径小于 5mm，PET 很难诊断小病灶，空间分辨率低于 CT 和 MRI。此外，原发灶 FDG 低摄取的胃癌淋巴结转移也低，与 CT、MRI、超声相比敏感度最低。另一方面，FDG-PET 在胃癌淋巴结转移中具有良好的特异性，可用于检测远处淋巴结转移。有文献报道，由 FDG-PET 诊断淋巴结阳性病例与淋巴结阴性病例相比，总生存率差（HR 8.66，95%CI 4.59～16.37，$P < 0.0001$）。

5. 腹膜播散和复发的诊断

关于术后复发诊断，国外已有报道，但敏感性不高，不适合随访。此外，与增强 CT 相比，灵敏度也低于同等水平，特别是腹膜播散率，据报道，增强 CT 为 86.6%，而 FDG-PET 为 46.6%。

胃癌腹膜播散是非根治性手术切除的最常见原因，也是最常见的术后复发模式。胃癌分为肠型和弥漫型时，肠型多见肝转移，弥漫型多见腹膜播散至大网膜、胃脾韧带和肠系膜。CT 根据腹腔内结节、腹腔积液、肠系膜脂肪组织浓度增加以及肠壁和肠系膜增厚来诊断腹膜播散。神前等将胃癌腹膜播散分为 5 种类型：①散在结节型；②结节扩散型；③弥漫浸润型；④浸润硬化型；⑤卵巢转移型。胃癌最常见的类型是结节扩散型、弥漫浸润型和浸润硬化型，少见散在结节型。由于 PET 中 FDG 摄取与病变的体积有关，因此对无结节类型的播散诊断敏感性低。

6. 抗癌药物治疗和PET诊断

在日本，用于确定胃癌治疗效果的 FDG-PET 不在保险范围内。然而，在国外的一份报告中，Ott 等在 65 例局部晚期食管胃交界性腺癌的前瞻性研究中，用 FDG-PET 评估了新辅助化疗第 2 周糖代谢的变化，以及 FDG 摄取。作为代谢反应者，当 FDG 摄取减少 35% 或更多时，可以高概率预测组织病理学反应，对于摄取减少 35% 或以上的无反应者，建议改变治疗方法。同样，在一项研究中，代谢反应者的 SUVmax 降低率为 35% 或更高，而无反应者在 6 周化疗后低于 35%，据报道，代谢反应者的平均无进展期和生存期明显更长。

近年来，HER2 蛋白过表达 / 基因扩增已在乳腺癌中得到临床研究，是分子靶向治疗的特异性治疗靶点，目前正应用于胃癌，2015 年，还公布了《胃癌 HER2 病理诊断指南》。根据

表1 硬化型胃癌临床特点及SUVmax值

	病例数	平均	标准偏差	P值
性别				
男性	79	8.53	5.45	
女性	57	6.96	4.98	
形式				
3型	53	7.02	4.23	
4型	83	8.42	5.84	
肿瘤范围				
胃底优势	41	7.97	5.13	
胃体优势	16	6.09	1.71	
胃窦优势	37	8.04	5.93	
弥漫型	42	8.31	5.77	
肿瘤组织学类型（手术病例的主要组织）				
tub2	8	8.37	7.05	
por1	1	7.50		
por2	58	6.38	3.35	
sig	6	6.40	1.81	
muc	1	5.06		
浸润深度（手术病例）				
T1b	2	4.43	0.76	
T2	3	4.13	0.54	
T3	22	7.28	5.60	
T4a	40	6.48	2.84	
T4b	7	6.81	1.80	
腹膜/腹腔积液转移				
阴性	49	6.88	4.37	
阳性	53	7.47	4.74	
HER2				
阴性	88	7.86	4.83	0.020
阳性	5	13.70	12.22	

肿瘤组织学和浸润深度仅包括手术病例，腹膜/腹腔积液转移，HER2及其他检测结果。

指南，分化型胃癌的HER2过表达率高于未分化型，而在高分化型中，HER2过表达病例预后明显较差。此外，据报道，HER2阳性病例的SUVmax总体上高于阴性病例。

7. 本院PET-CT诊断硬化型胃癌的体会

我们检查了过去10年在笔者所在医院接受FDG-PET诊断为硬化型胃癌的所有136名患者的SUVmax与临床结果之间的关系。136例患者中有74例接受了原发灶手术（其中1例因出血急诊手术而未进行淋巴结清扫）。统计学方法采用T检验和X²检验对临床结果进行比较，Log-rank检验和Kaplan-Meier法用于术后复发和预后分析。我们还测量了可识别淋巴结的SUVmax，并检查了最高SUVmax和原发灶的SUVmax与术后预后之间的相关性。

表1显示了这些SUVmax的具体内容。此外，**表2**中显示SUVmax 4以上为高摄取组，4以下为低摄取组时的临床图像的差异，**表3**显示高摄取组和低摄取组临床特点的具体内容。与临床特征相比，SUVmax与性别、肿瘤形态（3型或4型）、肿瘤范围（胃底优势病变、胃体优势病变、胃窦优势病变和弥漫型），切除胃的优势组织型、肿瘤最大直径没有显著关联（**表1，表2**）。但是，在优势组织学类型中，tub2和por1的SUVmax值往往高于por2、sig和muc，按浸润深度分类，T1b和T2病例的SUVmax值往往低于T3至T4b病例。FDG高摄取组淋巴结转移多于低摄取组。另一方面，胃癌的HER2过表达与SUVmax显著相关，HER2阳性病变的SUVmax高于阴性病例（$P < 0.05$）。未经术前化疗的胃癌PET-CT可识别淋巴结的平均SUVmax与有无淋巴结转移无差异［52个淋巴结有转移淋巴结，SUVmax（2.811 ± 2.037）：18例无转移淋巴结，SUVmax（2.521 ± 1.330）］。然而，原发灶的SUVmax与淋巴结转移的SUVmax相关系数为0.767（95%CI 0.625 ~ 0.860），具有显著的相关性（$P < 0.01$）。另外，淋巴结转移阳性的57例中低摄取49：高摄取8，阴性13例中低摄取12：高摄取1。当SUVmax 4以上（高摄取）为转移阳性，4以下（低摄取）为阴性时，淋巴结转移的诊断灵敏度低至14%，但特异性高达92%。应当指出的是，手术病例的术后复发和死亡与原发灶中的FDG摄取程度无关，转移淋巴结阳性中FDG的摄取与无复发持续时间呈负相关（FDG高摄取8例平均无复发期742天，FDG低摄取49例平均无复发期1124天，$P < 0.05$，**图13**）。

PET-CT对腹膜播种率的敏感性较低，在32例手术及腹腔镜检查中发现腹膜播种率的病

表2 由于FDG摄取值导致的临床特征差异			
	病例数	平均值	标准偏差
年龄（岁）			
高摄取	118	66.8	11.6
低摄取	18	67.8	9.2
淋巴结转移数			
高摄取	61	11.5	13.8
低摄取	12	4.1	5.4
肿瘤最大直径（mm）			
高摄取	62	94.6	46.6
低摄取	12	118.0	54.9

高摄取：SUVmax 4以上；低摄取：SUVmax 4以下。

表3 按临床特征分类的FDG高、低摄取明细			
	高摄取	低摄取	合计
性别			
女性	48	9	57
男性	70	9	79
合计	118	18	136
肿瘤范围			
胃底部	35	6	41
胃体部	15	1	16
胃窦	32	5	37
弥漫型	36	6	42
合计	118	18	136
形式			
3型	47	6	53
4型	71	12	83
合计	118	18	136
腹膜/腹腔积液转移			
阳性	41	8	49
阴性	44	9	53
合计	85	17	102
肿瘤组织学类型（手术病例）			
tub2	6	2	8
por1	1	0	1
por2	49	9	58
sig	5	1	6
muc	1	0	1
合计	62	12	74
浸润深度（手术病例）			
T1b	1	1	2
T2	2	1	3
T3	19	3	22
T4a	34	6	40
T4b	6	1	7
合计	62	12	74
HER2			
阴性	79	9	88
阳性	5	0	5
合计	84	9	93

组织，浸润深度包括手术病例，腹膜/腹腔积液转移，HER2及其他检查结果。

高摄取：SUVmax 4以上；低摄取：SUVmax 4以下。

例中，仅有 2 例通过 PET-CT 发现腹膜的 FDG 高摄取，且原发灶均为 FDG 高摄取。另有 2 例因腹膜增厚和腹腔积液怀疑腹膜播散，但其余 28 例无法指出腹膜播散。另外，在腹腔积液细胞诊断为阳性的 23 例中，有 2 例腹膜的 FDG 高摄取，2 例从腹膜肥厚和腹腔积液中发现腹膜播散性，19 例没有发现腹腔积液或 FDG 摄取。另一方面，48 例腹膜播散阴性的病例未显示腹膜中 FDG 高摄取，但有 2 例假阳性病例指出肠系膜增厚。从 FDG 对胃癌腹膜播散和癌性腹膜炎的摄取来看，敏感性低至 55 个病灶中只有 4 个（7.3%），但特异性为 100%。

介绍两个临床 PET 诊断有用的病例。图 14 所示的是一例 CT 无法检测到的主动脉旁淋巴结转移。而图 15 显示了 CT 无法检测到的脊柱和肋骨转移病例。

结语

对于硬化型胃癌的影像检查，除了一般的 CT 诊断恶性肿瘤的进展程度外，MRI 和 PET 的必要性被认为很低。然而，MRI 在高速化、高画质化等方面的技术革新令人瞩目，在提高诊断精度的同时，通过弥散加权像的研究，其对胃癌诊断的适应证正在扩大。而 PET 利用其高特异性有助于远处转移的诊断。

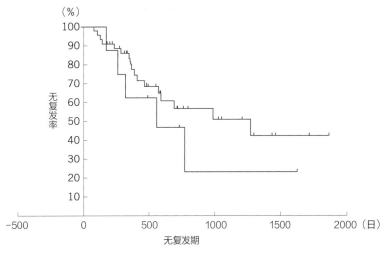

—— FDG低摄取组		—— FDG 高摄取组	
平均无复发期（日）	1123.66	平均无复发期（日）	742.16
例数	49	例数	8

图13 FDG摄取与转移淋巴结复发的关系

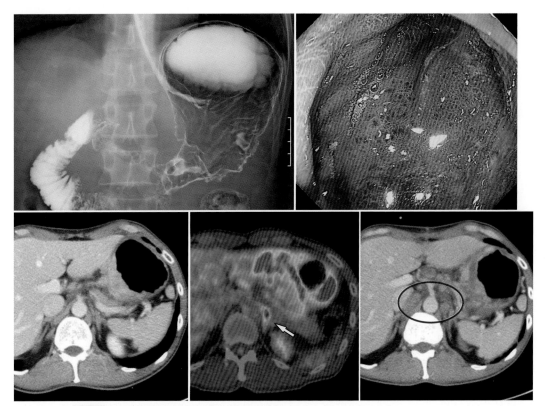

a	b
c	d	e

图14 CT难以诊断的主动脉旁淋巴结转移病例

a 主要病变的上消化道造影图像。这是一例4型胃癌，胃体全周到胃窦的伸展不良。

b 正常内镜图像。观察到胃体大弯侧糜烂的皱襞肿胀。

c CT显示胃病灶处壁增厚，但主动脉旁淋巴结不肿大，难以指出病灶。

d PET检查显示FDG摄取不仅在胃壁还在主动脉旁淋巴结（黄色箭头）。

e 尽管进行了化疗，胃癌还是有进展，主动脉旁区域出现了许多淋巴结（红色圆圈）。

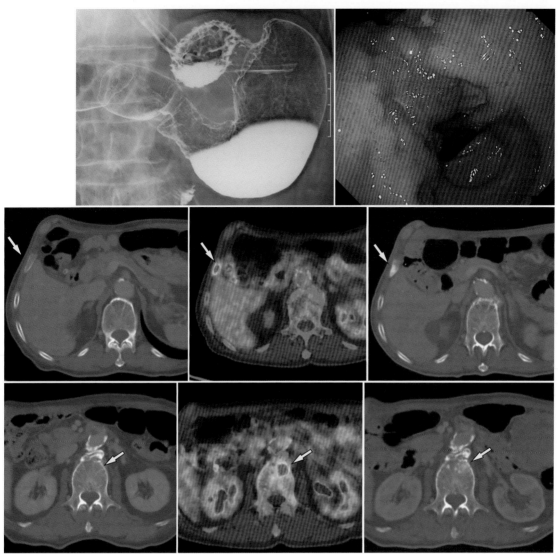

a	b
c	d	e
f	g	h

图15 CT难以诊断的多发性骨转移病例

a 主要病变的上消化道造影图像。这是一例4型胃癌，它从胃的小弯扩散到胃窦大弯。

b 正常内镜图像。胃角附近的小弯区图像。

c、f CT无法识别肋骨或椎体病变（黄色箭头）。

d、g PET识别FDG的积累（黄色箭头）。

e、h 化疗后CT显示肋骨转移灶和椎体转移灶出现骨硬化（黄色箭头）。

参考文献

[1]Burgain C, Germain A, Bastien C, et al. Computed tomography features of gastrointestinal linitis plastica: spectrum of findings in early and delayed phase imaging. Abdom Radiol 41: 1370-1377, 2016.

[2]Kawanami S, Komori M, Tsurumaru D, et al. Description of early gastric cancer with wall-carving technique on multidetector computed tomography. Jpn J Radiol 29: 76-82, 2011.

[3]Tsurumaru D, Miyasaka M, Muraki T, et al. Diffuse-type gastric cancer: specific enhancement pattern on multiphasic contrast-enhanced computed tomography. Jpn J Radiol 35: 289-295, 2017.

[4]Chen CY, Jaw TS, Wu DC, et al. MDCT of giant gastric folds: differential diagnosis. AJR Am J Roentgenol 195: 1124-1130, 2010.

[5]Matsui H, Anno H, Uyama I, et al. Relatively small size linitis plastica of the stomach: multislice CT detection of tissue fibrosis. Abdom Imaging 32: 694-697, 2007.

[6]平橋美奈子，八尾隆史. スキルス胃癌の特徴と診断の基本—病理の立場から. 胃と腸 45: 422-427, 2010.

[7]Choi J, Joo I, Lee JM. State-of-the-art preoperative staging of gastric cancer by MDCT and magnetic resonance imaging. World J Gastroenterol 20: 4546-4557, 2014.

[8]Kumano S, Murakami T, Kim T, et al. T staging of gastric cancer: role of multi-detector row CT. Radiology 237: 961-966, 2005.

[9]野村尚，石山廣志朗，福島紀雅. 審査腹腔鏡の現状.

外科 79: 925–929, 2017.

[10]Michels NA. Newer anatomy of the liver and its variant blood supply and collateral circulation. Am J Surg 112: 337–347, 1966.

[11]Hemming AW, Finley RJ, Evans KG, et al. Esophagogastrectomy and the variant left hepatic artery. Ann Thorac Surg 54: 166–168, 1992.

[12]Borggreve AS, Goense L, Brenkman HJF, et al. Imaging strategies in the management of gastric cancer: current role and future potential of MRI. Br J Radiol 92: 20181044, 2019.

[13]Liu S, He J, Guan W, et al. Added value of diffusion–weighted MR imaging to T2–weighted and dynamic contrast–enhanced MR imaging in T staging of gastric cancer. Clin Imaging 38: 122–128, 2014.

[14]Zhang XP, Tang L, Sun YS, et al. Sandwich sign of Borrmann type 4 gastric cancer on diffusion–weighted magnetic resonance imaging. Eur J Radiol 81: 2481–2486, 2012.

[15]Arslan H, Fatih Özbay M, Çallı İ, et al. Contribution of diffusion weighted MRI to diagnosis and staging in gastric tumors and comparison with multi–detector computed tomography. Radiol Oncol 51: 23–29, 2017.

[16]Zhong J, Zhao W, Ren F, et al. Lymph node metastasis in patients with gastric cancer: a multi–modality, morphologic and functional imaging study. Am J Transl Res 8: 5601–5609, 2016.

[17]Kwee RM, Kwee TC. Modern imaging techniques for preoperative detection of distant metastases in gastric cancer. World J Gastroenterol 21: 10502–10509, 2015.

[18]Sofue K, Tsurusaki M, Murakami T, et al. Does Gadoxetic acid–enhanced 3.0T MRI in addition to 64–detector–row contrast–enhanced CT provide better diagnostic performance and change the therapeutic strategy for the preoperative evaluation of colorectal liver metastases? Eur Radiol 24: 2532–2539, 2014.

[19]Gomi D, Fukushima T, Kobayashi T, et al. Gastric cancer initially presenting as bone. Oncol Lett 16: 5863–5867, 2018.

[20]Kwee RM, Kwee TC. Modern imaging techniques for preoperative detection of distant metastases in gastric cancer. World J Gastroenterol 21: 10502–10509, 2015.

[21]細野眞，千田道雄，佐々木雅之，他．FDG PET，PET/CT診療ガイドライン2018．核医 55: 1–22, 2018.

[22]Kobayashi S, Ogura M, Suzawa N, et al. 18F–FDG uptake in the stomach on screening PET/CT: value for predicting Helicobacter pylori infection and chronic atrophic gastritis. BMC Med Imaging 16: 58, 2016.

[23]Takahashi H, Ukawa K, Ohkawa N, et al. Significance of （18）F–2–deoxy–2–fluoro–glucose accumulation in the stomach on positron emission tomography. Ann Nucl Med 23: 391–397, 2009.

[24]Yamada A, Oguchi K, Fukushima M, et al. Evaluation of 2–deoxy–2–［18F］fluoro–D–glucose positron emission tomography in gastric carcinoma: relation to histological subtypes, depth of tumor invasion, and glucose transporter–1 expression. Ann Nucl Med 20: 597–604, 2006.

[25]Kawamura T, Kusakabe T, Sugino T, et al. Expression of glucose transporter–1 in human gastric carcinoma: association with tumor aggressiveness, metastasis, and patient survival. Cancer 92: 634–641, 2001.

[26]Stahl A, Ott K, Weber WA, et al. FDG PET imaging of locally advanced gastric carcinomas: correlation with endoscopic and

histopathological findings. Eur J Nucl Med Mol Imaging 30: 288–295, 2003.

[27]安田聖栄，幕内博康．胃癌でのPET・PET/CTの有効活用．臨外 65: 216–222, 2010.

[28]Chon HJ, Kim C, Cho A, et al. The clinical implications of FDG–PET/CT differ according to histology in advanced gastric cancer. Gastric Cancer 22: 113–122, 2019.

[29]Shimada H, Okazumi S, Koyama M, et al. Japanese Gastric Cancer Association Task Force for Research Promotion: clinical utility of 18F–fluoro–2–deoxyglucose positron emission tomography in gastric cancer. A systematic review of the literature. Gastric Cancer 14: 13–21, 2011.

[30]Kwee RM, Kwee TC. Imaging in assessing lymph node status in gastric cancer. Gastric Cancer 12: 6–22, 2009.

[31]Mönig SP, Zirbes TK, Schröder W, et al. Staging of gastric cancer: correlation of lymph node size and metastatic infiltration. AJR Am J Roentgenol 173: 365–367, 1999.

[32]Coupe NA, Karikios D, Chong S, et al. Metabolic information on staging FDG–PET–CT as a prognostic tool in the evaluation of 97 patients with gastric cancer. Ann Nucl Med 28: 128–135, 2014.

[33]De Potter T, Flamen P, Van Cutsem E, et al. Whole–body PET with FDG for the diagnosis of recurrent gastric cancer. Eur J Nucl Med Mol Imaging 29: 525–529, 2002.

[34]Sim SH, Kim YJ, Oh DY, et al. The role of PET/CT in detection of gastric cancer recurrence. BMC Cancer 9: 73, 2009.

[35]Maehara Y, Hasuda S, Koga T, et al. Postoperative outcome and sites of recurrence in patients following curative resection of gastric cancer. Br J Surg 87: 353–357, 2000.

[36]神前五郎，岩永剛，田中元，他．胃癌根治切除後の腹膜再発について．癌の臨 22: 834–840, 1976.

[37]Ott K, Weber WA, Lordick F, et al. Metabolic imaging predicts response, survival, and recurrence in adenocarcinomas of the esophagogastric junction. J Clin Oncol 24: 4692–4698, 2006.

[38]Di Fabio F, Pinto C, Rojas Llimpe FL, et al. The predictive value of 18F–FDG–PET early evaluation in patients with metastatic gastric adenocarcinoma treated with chemotherapy plus cetuximab. Gastric Cancer 10: 221–227, 2007.

[39]日本病理学会胃癌HER2ガイドライン作成委員会．胃癌HER2病理診断ガイドライン．http: //pathology.or.jp/side/pdf/her2_guideline_0613.pdf（2020年4月21日閲覧）.

[40]Park JS, Lee N, Beom SH, et al. The prognostic value of volume–based parameters using 18F–FDG PET/CT in gastric cancer according to HER2 status. Gastric Cancer 21: 213–224, 2018.

[41]Ock CY, Kim TY, Lee KH, et al. Metabolic landscape of advanced gastric cancer according to HER2 and its prognostic implications. Gastric Cancer 19: 421–430, 2016.

Summary

Diagnosis and Evaluation of Scirrhous Gastric Cancer by CT, MRI and PET

Satoshi Nozu[1], Tatsuya Wada, Tatsuo Yamauchi[2]

CT（Computed tomography）, MRI, and PET imaging findings have various functionalities in treating scirrhous gastric cancer, including cancer progression for preoperative findings, evaluation of response to treatment, and prediction of the prognosis. The characteristic layer pattern on multiphasic contrast–enhanced CT and diffusion–weighted magnetic resonance imaging are beneficial in the diagnosis of scirrhous gastric cancer.

In the evaluation of cancer progression, CT scan is mainly used before cancer therapy, and 3D CT angiography enables surgeons to assess vascular anatomy before gastrectomy.

Unlike CT and PET scan, MRI is not suitable for a wide range of examinations. MRI using Gd–EOB–DTPA is specifically useful in the diagnosis of liver metastasis. MRI is also helpful in the diagnosis of bone metastasis without bone destruction, which is difficult to diagnose by CT.

Although the general role of PET in scirrhous gastric cancer is limited due to low sensitivity of lymph node and peritoneal metastases, it is useful in detecting distant metastasis. Our study of FDG–PET for scirrhous gastric cancer illustrated a median progression–free survival after gastrectomy of 1124 days in metastatic lymph node SUVmax <4 group of 8 patients and 742 days in SUVmax $\geqq 4$ group of 49 patients ($P<0.05$).

[1]Department of Diagnostic Radiology, Saitama Cancer Center, Saitama, Japan.
[2]Department of Radiological Technology, Saitama Cancer Center, Saitama, Japan.

硬化型胃癌的手术治疗

矶崎 正典 [1]

布部 创也

幕内 梨惠

井田 智

熊谷 厚志

大桥 学

摘要●过去对包括硬化型胃癌在内的晚期胃癌进行过扩大手术，但经过许多重要的临床试验后，现在推荐的手术方式是不伴有胰脾合并切除的D2淋巴结清扫。但由于其特点，硬化型胃癌的手术方式多为全胃和脾切除术加D2淋巴结清扫。近年来，随着化疗的发展，辅助治疗的证据层出不穷，要求外科医生在认识到手术在综合治疗中的作用的同时，安全地进行胃切除术。

关键词　硬化型胃癌　临床试验　全胃切除术　D2 淋巴结清扫　综合治疗

[1] がん研究会有明病院消化器外科　〒135–8550 東京都江東区有明 3 丁目 8–31

前言

现行的《胃癌治疗指南（第 5 版）》中，没有具体描述硬化型胃癌的手术治疗，手术过程与正常晚期胃癌相似。与其他宏观类型的胃癌相比，硬化型胃癌的特点是腹膜播种和淋巴结转移较多，在胃癌切除前通过腹腔镜检查和腹腔灌洗细胞学来诊断是否存在非治愈因素。

关于胃切除的范围，根据《胃癌治疗指南》，对于浸润深度超过 T2 的肿瘤，必须确保近端残端距离为 5cm 或更多，常选择全胃切除术，因为 LP 型胃癌浸润广泛，边界不清。在淋巴结清扫方面，硬化型胃癌多超过 T2 期，且淋巴结转移的概率高，所以进行 D2 或 D2+。另外，在笔者所在科室，对于肿瘤浸润到大弯处的病例，追加了脾门淋巴结清扫的脾切除术，因为大部分 LP 型胃癌浸润到胃上部的大弯处，所以脾切除术也必然增多。

硬化型胃癌的手术指征和手术方式的变化

过去，针对硬化型胃癌进行了 Appleby 手术（全胃切除腹腔动脉根部结扎解剖 + 胰尾切除术）和左上腹内脏全切除术。然而，这些超大手术不可避免地增加了术后并发症和死亡率。

近年来，随着对病理研究的不断深入，从对过度切除的反省到必要充分的切除，不断摸索。迄今为止，报道的硬化型胃癌手术主要证据总结如下。

1. 食管和十二指肠浸润

由于硬化型胃癌常因黏膜下延伸而侵犯食管和十二指肠，且在切除标本的肉眼观察上往往边界不清，因此需要对切除边缘进行术中快速病理诊断。

关于食管浸润性胃癌的手术方式，日本临床肿瘤学组（JCOG）进行了 9502 研究"食管浸润性胃癌手术治疗的临床研究"。本研究是一项 RCT（randomized controlled trial），目的是证明左开胸连续斜切口入路治疗食管浸润性胃癌（浸润长度 3cm 或更短）的下纵隔解剖优于标准开腹入路。该分析结果显示，预期具有优越性的开胸开腹组的生存曲线低于开腹组，即使继续进行，最终显示出优越性的可能性也只有 3.65%，因此建议取消无效试验。本次研究将硬化型胃癌排除在受试者之外，因此，浸润 3cm 以下的病例可采用开腹全胃切除术，3cm 以上的病例考虑到治愈率和手术创伤的平衡，可采取开胸手术。

另一方面，在观察到十二指肠浸润的情况下，尽可能在保证肛侧切缘进行手术，但是当浸润比这更广时，治愈率极低，虽然这取决于患者的年龄和体能状态，但积极进行胰十二指肠切除术的情况很少见。在《胃癌治疗指南》中有描述，正常情况下，胰后淋巴结（No.13）不包括在胃的区域淋巴结内而成为 M1，但在十二指肠浸润的情况下，它被视为区域淋巴结切除。另外，虽然超过了 D2 的规定范围，但肝十二指肠肠系膜内淋巴结（No.12b、12p）和肠系膜静脉沿线的淋巴结（No.14v）均为切除对象。

2. 网膜囊切除术

硬化型胃癌肿瘤突破胃后壁浆膜的情况下，过去经常进行网膜囊切除术以去除网膜囊中微小的播散性病变。网膜囊切除被认为是胃癌手术的起点，曾经有一段时间外科医生对他们剥离膜的效果充满热情，基于 JCOG1001 研究"侵袭深度 SS/SE 可切除胃癌网膜囊切除的意义的随机对照 III 期试验"的结果，网膜囊切除术渐渐不再进行。本研究是一项 RCT，为证明在常规切除 T3/T4a 胃癌时，网膜囊切除术的生存时间优于标准大网膜切除术（非网膜囊切除术）。中期分析的结果是，网膜囊切除组的生存曲线略低于非切除组，即使继续下去，最终超过非切除组的概率也只有 12.7%。由于网膜囊切除的侵袭性（出血量、手术时间、术后胰瘘发生率）明显较高，建议终止研究。现在的《胃癌治疗指南（第 5 版）》中也否定了网膜囊切除术的

意义。另外，虽然本研究排除了硬化型胃癌，但笔者认为目前硬化型胃癌的常规手术方式是大网膜切除术。目前，进一步研究省略大网膜切除术的非劣性的 RCT 已经开始了（JCOG1711 试验）。

3. 胰尾联合切除、脾切除

在大弯侧浸润的上部进展期胃癌中，清扫大弯左侧淋巴结（No.4sb）、脾门淋巴结（No.10）和脾动脉干远端淋巴结（No.11d）被认为是重要的，过去积极进行胰脾联合切除。然而，如果胰腺没有直接浸润，则已经建立了一种技术，能够在保留胰腺的同时行脾切除术准确清扫 No.10 和 No.11d 淋巴结。

关于脾切除术意义的临床试验有 JCOG0110 研究"脾切除在上部进展期胃癌全胃切除中意义的随机对照试验"。该试验验证了不进行脾切除的脾保留术或与标准治疗的全胃切除 + 脾切除在上部进展期胃癌治愈性手术中的非劣效性，除了严重的大弯侧胃浸润和硬化型胃癌病例。分析结果显示，两组生存时间无差异，保脾组生存曲线略高，具有统计学意义。脾切除组的术后并发症更常见。综上所述，我们得出结论：未侵犯胃大弯的上段胃癌全胃切除术应保留脾脏，并在《胃癌治疗指南（第 5 版）》中，全胃切除术 D2 淋巴结清扫的定义中删除了 No.10。

对于本研究中排除的大弯浸润和硬化型胃癌的病变，今后如何处理是一个重要问题。据了解，大弯病变和硬化型胃癌中 No.10 转移较多，应考虑充分的淋巴结清扫，对这些手术的标准是切除脾脏，但脾切除术能否改善预后尚不清楚。即使进行脾切除术，也尽可能不增加并发症。

4. 腹主动脉周围淋巴结（No.16a2/b1）清扫

从 20 世纪 80 年代后期到 90 年代，有一段时间积极清除胃癌腹部动脉周围淋巴结（No.16a2/b1）。关于 No.16 淋巴结预防性清扫临床试验的 JCOG9501 研究"主动脉周围淋巴结清扫的临床意义研究"。这个试验是为了

验证在无 No.16 组淋巴结转移的 T3+ 胃癌手术中，D2+No.16 清扫对比标准 D2 清扫手术。对所有病例 5 年后的生存进行分析，但可惜的是两组的生存曲线重叠，未显示预防性 No.16 清扫的意义。有了这个试验结果，主要由专业机构尝试的预防 No.16 清扫不再进行，《胃癌治疗指南》中也删除了"D3 淋巴结清扫"这个词。

如今，D2+No.16 用于晚期淋巴结高度转移（No.16a2/b1 转移和 / 或大块 N）的可切除胃癌，仅在新辅助化疗（neoadjuvant chemotherapy，NAC）后尝试进行清扫。其依据是 JCOG0405 研究"对伴有高度淋巴结转移的进展期胃癌术前 S-1+CDDP 联合治疗 + 手术切除的 Ⅱ 期临床试验"。在本研究中，SP（S-1+CDDP）疗法是日本最标准、最有依据的胃癌化疗，被用作 NAC。本研究是评估没有非治愈因素的高度淋巴结转移患者采用 SP 疗法的 NAC 根治性切除率的一项 Ⅱ 期临床试验。分析结果表明，根治性切除有效率为 82.35%，3 年生存率为 58.5%，大大超过了现有报道，表明根治性切除率良好，预测有提高手术切除率的可能性。然而，由于这种疗法不是针对硬化型胃癌的研究，因此似乎没有明确的证据可以治疗硬化型胃癌。

5. 术前新辅助化疗（NAC）

2000 年初，随着化疗的发展，新辅助治疗的证据陆续出现。

JCOG 以"即使可以切除也确实预后不良，NAC 的效果值得期待"的病例为对象，如：① 包括 No.16 在内的高度淋巴结转移和②硬化型胃癌（4 型）或 8 cm 及以上的大型 3 型胃癌中实施 NAC。①如上所述，SP 治疗已显示出良好的 NAC 后根治率和改善预后的可能性，虽然尚未进行 RCT，但已被《胃癌治疗指南》列为临时标准治疗。②日本首个 NAC RCT JCOG0501 研究进行了"可根治性切除的大型 3 型和 4 型胃癌术前 TS-1+CDDP 联合治疗的 Ⅲ 期研究"。对于大 3 型和 4 型胃癌，标准治疗是胃切除术（D2 切除）+ 术后 S-1 辅助治疗，而本研究旨

在验证对比 SP 治疗 NAC+ 胃切除术（D2 清扫术）+ 术后 S-1 辅助治疗的优越性。2005—2013 年共登记了 44 家机构 316 个病例。在本研究招募的病例中，确认在入组前 28 天内通过腹腔镜检查未观察到不可切除的腹膜播散。遗憾的是，两组的生存曲线完全重叠，未观察到 NAC 组优于标准治疗组。

对于可切除的大型 3 型和 4 型胃癌，不推荐做 NAC 的 SP 治疗，根治性切除 + 术后辅助化疗仍是标准治疗。然而，JCOG0501 研究中标准治疗组的 3 年总生存率（overall survival，OS）为 62.4%（95%CI 54.1 ~ 69.6），NAC 组为 60.9%（95%CI 52.7 ~ 68.2），3 年为标准治疗组的无进展生存率（progression-free survival；PFS）为 47.7%（95%CI 39.4 ~ 55.4）。与以往报道相比，本次 OS 和 PFS 的结果非常好，即使对于大型的 3 型和 4 型胃癌，通过 D2 清扫的根治性手术 + 术后辅助化疗，也显示出相对较好的预后。

目前，一项使用 S-1+ 奥沙利铂作为 NAC 的 RCT（JCOG1509 研究）正在临床 Ⅲ 期病例（T3/T4 和 N+）中进行。

6. 减瘤手术

过去，在腹膜播散的情况下也进行胃切除术。这是当时的共识。但 JCOG0705 研究（REGATTA）"胃切除术对不可切除晚期胃癌意义的随机对照 Ⅲ 期研究"结果显示，胃切除术 + 术后化疗没有改善单独化疗的预后。特别是由于胃切除术的手术侵入，推迟了化疗开始时间，也导致依从性下降。综上所述，《胃癌治疗指南》强烈建议，对于非治愈性因素的晚期胃癌，不应进行旨在改善预后的减瘤手术。

7. 缓解手术

硬化型胃癌很可能伴有腹膜播散，如果腹膜播散引起肠道梗阻，姑息性手术可提高生活质量（quality of life，QOL），使化疗继续进行，预后有望改善。

8. 腹腔镜探查

JCOG0705 研究的结果表明，在决定胃癌

的治疗策略时，腹膜播散诊断在胃癌切除之前更为重要。CT等影像学诊断腹膜播散的敏感性不高，为25%~50.9%，腹腔镜探查对于腹膜播散概率高的硬化型胃癌中，影像学难以诊断的腹膜种植量和游离肿瘤细胞的诊断是有用的。

近年来，对经腹腔镜检查证实存在非治愈因素的胃癌患者行全身化疗，对有反应者再次行腹腔镜检查，其中非治愈因素消失后进行胃切除术的转化治疗病例越来越多。

另外，对胃癌腹膜播散患者进行腹腔化疗，有反应的患者进行胃切除术，安全有效。

9. 腹腔镜胃切除术

早期胃癌的腹腔镜胃切除术正在全日本范围内普及，但进展期胃癌的临床试验主要在日本、中国和韩国进行。在日本，关于进展期胃癌腹腔镜远端胃切除加D2淋巴结清扫术的安全性，在JLSSG0901研究"进展期胃癌腹腔镜手术与开腹手术安全性和可治愈性的随机比较"的II期试验中得到确认。目前，还需进入III期试验，等待长期预后的分析结果。

硬化型胃癌手术多为全胃切除术（浸润大弯侧的患者也加脾切除术），但目前腹腔镜全胃切除术D2淋巴结清扫术治疗进展期胃癌的近期和远期结果安全性尚未得到证实，在技术上很难对广泛浸润整个胃的硬化型胃癌不直接用腹腔镜钳夹住或压迫，还要同时暴露术野进行保护性手术。对于硬化型胃癌，我们不进行腹腔镜胃切除术，而是像以前一样进行开腹手术。

在本文中，我们将在此基础上解说硬化型胃癌的开放全胃切除和脾切除术+D2淋巴结清扫技术。

硬化型胃癌的手术方法

1. 开腹

在上腹部从剑突的头侧到肚脐下部的正中切开腹。观察主要病灶的进展程度、淋巴结转移情况、肝脏触诊及有无腹膜播散，并提交Douglas腔及左膈下腹腔灌洗细胞学快速术中病理诊断。将3~5块纱布垫在脾脏背面，朝自己抬高，切断大网膜与脾脏的粘连，因牵引容易诱发出血。

2. Kocher松解术

将腹膜切口从十二指肠外侧延伸到外侧尾端并切断肝结肠韧带（**图1**）。从十二指肠后表面沿着胰头后表面进行剥离，直至腹主动脉前面。触诊胰头部后方淋巴结（No.13）和主动脉周围淋巴结（No.16），若有肿大则取样。

3. 左侧大网膜切除术与右侧网膜囊切除术

将横系肠系膜向左右展开，适度拉住尾侧，并在尽可能宽的表面上展开（**图2**）。由于大网膜右端很容易进入横系肠系膜前叶层，因此胃结肠系膜前叶与后叶的分离从右侧开始，确认网膜囊切除层。在左侧将大网膜切除后右侧推进，从网膜囊右界进入网膜囊切除层，最终使左、右剥离层会合。

在脾切除术中，从结肠系膜前后叶间层剥离，穿过胰下缘到胰腺头侧，调整胰腺外翻，直到从胰腺背面完全可见脾静脉（**图3**）。

4. 幽门下方淋巴结清扫术

横结肠右侧切除网膜囊显露胃结肠静脉干和胰下缘。从十二指肠内侧切开附着于十二指肠的大网膜，在胃网膜右静脉（right gastro epiploic vein，RGEV）的右侧胰头部确认胰十二指肠上前静脉（anterior superior pancreaticoduodenal vein，ASPDV）。切开胰头处的胰腺前筋膜，以去除沿着胰腺表面的脂肪和淋巴结。检查胰头前方幽门下静脉（infrapyloric vein，IPV）和RGEV的流入，并在与ASPDV汇合处结扎和切除RGEV和IPV（**图4**）。

接下来，在处理胃网膜右动脉（right gastro epiploic artery，RGEA）之前，确认胃十二指肠动脉（gastroduodenal artery，GDA）。追踪GDA，可确认其分支为RGEA、幽门下动脉（infrapyloric artery，IPA）和胰十二指肠上前动脉（anterior superior pancreaticoduodenal artery，ASPDA），并结扎切除IPA（**图5**）。显露GDA于肝总动脉（common hepatic artery，

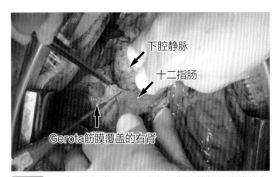

图1 Kocher松解术。通过对十二指肠外侧的腹膜施加张力来做一个切口

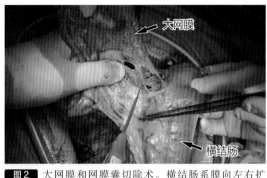

图2 大网膜和网膜囊切除术。横结肠系膜向左右扩展，在尽可能宽的表面展开，切除大网膜和网膜囊

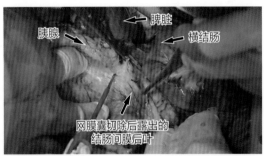

图3 胰腺外翻。在脾切除中，保持切除层并翻开胰腺，直到可见脾静脉

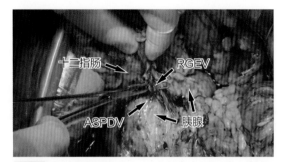

图4 幽门下淋巴结（No.6）清扫①。在ASPDV分支的外围结扎和切除RGEV

CHA）分叉处，为以后的胰腺上缘清扫做准备。在这里，将肝总动脉的前上淋巴结（No.8a）和幽门上淋巴结（No.5）分开。将纱布放在这里，为下一次幽门上淋巴结清扫做准备。这可以防止在幽门上淋巴结清扫时意外损坏CHA和GDA。

5. 幽门上淋巴结清扫与十二指肠的离断

在幽门上淋巴结清扫之前打开小网膜。切开肝脏附着处小网膜，以便贲门完全可见。当小网膜切口到达贲门右侧时，可以看到右侧膈脚，并在暴露该表面的同时下降到右下方。这更容易确定后来的腹腔干周围淋巴结（No.9）清扫线。食管前方也在这个阶段暴露出来。

接下来是幽门上淋巴结清扫。通过小网膜可以看到胃右动脉（RGA）和十二指肠上动脉。两者之间的系膜切口可见之前放置的纱布（下方是GDA起点）。这个膜状切口向肝门延伸，并进一步向左延伸，与小网膜切口连续。

肝十二指肠韧带向肝门切开时的路线以肝固有动脉的右缘为基础。当肝固有动脉表面显露于左侧RGA的根部清晰可见，结扎并切除胃右动静脉。此外，解剖十二指肠上动脉和静脉为十二指肠横断做准备。

随后，使用直线切割缝合器横断十二指肠于切割线。行浆肌层缝合预防十二指肠残端缝合不全情况。

6. 胰腺上缘淋巴结（No.8a、No.9右侧、No.12a）清扫

抬起No.8a并将其与胰腺的上缘分开。在No.8a下确认CHA后，继续向左，沿胰腺上缘分离浅层。最终到达脾动脉隐藏在胰腺后面的部分。此时，胰腺上缘浅层分离暂时中断，返回No.8a右缘，向腹腔干分离，将其从CHA上提离。继续分离，同时保留伴随CHA的神经外层。

然后进行No.12a淋巴结清扫。抓住No.8a，

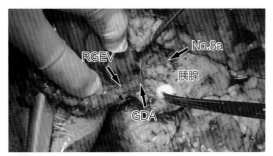

图5 幽门下淋巴结（No.6）清扫②。跟着GDA到末端，可以看到它的分支有RGEA、IPA、ASPDA。在ASPDA分叉处结扎并切除胃网膜右动脉

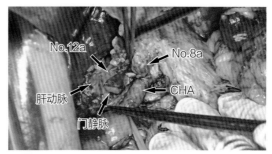

图6 肝十二指肠韧带膜淋巴结（No.12a）清扫

沿着肝右动脉的左侧将其剥离。用镊子夹住含有No.12a的脂肪组织，沿肝固有动脉左缘使用小儿凯利钳，钝性分离，重复操作数次。用镊子将夹住的组织一头切断，No.12a的淋巴结清扫完成（**图6**）。

胰腺上缘淋巴结清扫的右上边界是通过连接No.12a淋巴结清扫的头侧端和之前沿着右膈脚向下的沿线来确定的。在此操作过程中，应注意切割线不要进入太深，因为深层存在右侧膈下动脉。连接这条线，将No.12a和No.8a抬高，从右侧向腹腔干根部进行No.9淋巴结清扫。

7. 腹腔干左侧（No.9左侧）和脾动脉近端部分淋巴结（No.11p）清扫

将胰腺上缘的浅层朝胰腺尾部分离。隐藏在胰腺背侧的脾动脉蜿蜒曲折，可能出现在胰腺的上缘，注意不要损伤它。在确认胰体上缘的脾动脉和胃后动脉（PGA）的分支走行后，返回腹腔干周围并开始淋巴结清扫。

在右膈脚表面保留分离层，向左侧推进，通过食管裂孔暴露左膈脚。No.9左侧和No.11p淋巴结的底部清扫在左膈脚表面保留筋膜并在背侧留下Gerota筋膜层。PGA的右背侧有一个无血管的区域，使用钝性脱离，它很容易打开。如同在《圣经》的《摩西十诫》中，红海突然打开，作者将这个无血管的领域称为"摩西"，以此作为淋巴结清扫的基准。"摩西"的背侧是Toldt融合筋膜与背侧胃系膜折叠融合处。

打开"摩西"，前面的Gerota筋膜与背侧留下的层之间有屏风状的No.11p和Toldt融合筋膜，所以要把它切除。在淋巴结清扫结束时，结扎并切除胃左动脉/静脉（left gastric artery/vein，LGA/V）和PGA。

8. 贲门左淋巴结（No.2）清扫、胃脾韧带切断、食管横断

在膈脚的表面显露LGA的头侧。沿左膈脚内侧将剥离面推进至头侧时，出现左下膈动脉分支的食管贲门支，在根部进行离断。该区域的淋巴结也被归类为No.2。

将胃向上拉至右上方，切断包括胃短动/静脉（short gastric artery/vein，SGA/V）在内的胃脾韧带。此时，如果将前文"4. 幽门下方淋巴结清扫术"中放置在脾背部的纱布去除，拉伸胃脾韧带，可以获得良好的视野。在SGA/V处理后，左贲门与横膈膜分离完成。与右贲门的剥离层连续，从计划的食管切除线口侧稍切开前后迷走神经干，将食管周缘全部剥离。用直线切割缝合器横断食管。

9. 脾动脉远侧（No.11d）和脾门淋巴结（No.10）清扫

在翻转的视野中寻找胰脏尾部和脾脏。在覆盖脾静脉表面的膜上做一个切口（准确地说，是脾静脉的后面，因为它是翻转的）一直到中心的腹腔干附近和脾门部末梢。含有淋巴结的脂肪织要单独取下或贴在脾动脉一侧（**图7**）。从脾门到中心沿脾动脉进行解剖。确认胰大动

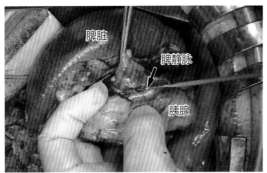

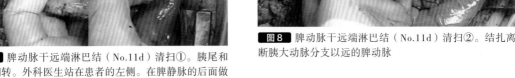

图7 脾动脉干远端淋巴结（No.11d）清扫①。胰尾和脾脏翻转。外科医生站在患者的左侧。在脾静脉的后面做一个切口，淋巴结附着在脾动脉侧

图8 脾动脉干远端淋巴结（No.11d）清扫②。结扎离断胰大动脉分支以远的脾动脉

脉分支，双结扎并离断脾动脉末梢（**图8**）。在胰腺尾部结扎脾静脉并分离（在丸山独创的保胰脾切除术中，在根部结扎并分离脾动脉。最近为了预防胰漏，脾动脉在胰大动脉远端，脾静脉在尽可能保留胰尾处离断）。

10. Roux-en-Y重建

切除胃和脾脏，进行重建。

Treiz 韧带远端约20cm处的空肠使用直线切割缝合器横断，空肠主要通过结肠前途径上提。对于食管空肠吻合术，使用直线切割缝合器行 overlap 法缝合。空肠空肠吻合术（Y形）是在距离食管空肠吻合口约45cm处远端空肠创建的。

结语

文中解释了包括 LP 型胃癌在内的晚期胃癌手术的当前证据和手术程序的变化，以及开腹脾切除术的程序。上述一系列 JCOG 研究的分析结果与外科医生"手术能治愈胃癌"的愿望和期望背道而驰，扩大手术对抗包括 LP 型胃癌在内的晚期胃癌的时代可以说是结束了。

现在化疗已见效，重要的是根据每个患者的个体病理进行联合治疗，延长生存期，同时保持生活质量，期望外科医生在意识到他们在综合治疗中的作用的同时进行安全和充分的胃切除术。

参考文献

[1]日本胃癌学会（编）. 胃癌治療ガイドライン，第5版. 金原出版，2018.

[2]Furukawa H, Hiratsuka M, Iwanaga T. A rational technique for surgical operation on Borrmann type 4 gastric carcinoma: left upper abdominal evisceration plus Appleby's method. Br J Surg 75: 116-119, 1988.

[3]中島聰總，太田惠一朗，石原省，他. 胃癌の治療update—進行胃癌に対する左上腹部内臟全摘術の適応と遠隔成績. 臨外 46: 1083-1088, 1991.

[4]Sasako M, Sano T, Yamamoto S, et al. Left thoracoabdominal approach versus abdominal-transhiatal approach for gastric cancer of the cardia or subcardia: a randomised controlled trial. Lancet Oncol 7: 644-651, 2006.

[5]野本一博，梨本篤，土屋嘉昭，他. 胃癌に対する膵頭十二指腸切除術の意義. 臨外 50: 908-913, 1998.

[6]Kurokawa Y, Doki Y, Mizusawa J, et al. Bursectomy versus omentectomy alone for resectable gastric cancer（JCOG1001）: a phase 3, open-label, randomised controlled trial. Lancet Gastroenterol Hepatol 3: 460-468, 2018.

[7]「成人固形がんに対する標準治療確立のための基盤研究（JCOG）」班. 漿膜下浸潤及び漿膜浸潤を伴う進行胃癌を対象とした大網切除に対する大網温存の非劣性を検証するランダム化比較第Ⅲ相試験実施計画書ver. 1.1.0. http://www.jcog.jp/document/1711.pdf（2020年5月10日アクセス）.

[8]Maruyama K, Sasako M, Kinoshita T, et al. Pancreas-preserving total gastrectomy for proximal gastric cancer. World J Surg 19: 532-536, 1995.

[9]Sano T, Sasako M, Mizusawa J, et al. Randomized controlled trial to evaluate splenectomy in total gastrectomy for proximal gastric carcinoma. Ann Surg 265: 277-283, 2017.

[10]Watanabe M, Kinoshita T, Enomoto N, et al. Clinical significance of splenic hilar dissection with splenectomy in advanced proximal gastric cancer: an analysis at a single institution in Japan. World J Surg 40: 1165-1171, 2016.

[11]Sasako M, Sano T, Yamamoto S, et al. D2 lymphadenectomy alone or with para-aortic nodal dissection for gastric cancer. N Engl J Med 359: 453-462, 2008.

[12]Tsuburaya A, Mizusawa J, Tanaka Y, et al. Neoadjuvant chemotherapy with S-1 and cisplatin followed by D2 gastrectomy with para-aortic lymph node dissection for gastric cancer with extensive lymph node metastasis. Br J Surg 101:

653–660, 2014.

[13]Koizumi W, Narahara H, Hara T, et al. S-1 plus cisplatin versus S-1 alone for first-line treatment of advanced gastric cancer（SPIRITS trial）: a phase Ⅲ trial. Lancet Oncol 9: 215–221, 2008.

[14]Iwasaki Y, Terashima M, Mizusawa J, et al. Randomized phase Ⅲ trial of gastrectomy with or without neoadjuvant S-1 plus cisplatin for type 4 or large type 3 gastric cancer: Japan clinical oncology group study（JCOG0501）. Clin Oncol 36: 4046, 2018.

[15]「成人固形がんに対する標準治療確立のための基盤研究」班．局所進行胃癌における術後補助化学療法に対する周術期化学療法の優越性を検証することを目的としたランダム化比較第Ⅲ相試験実施計画書ver. 2.3.1. http://www.jcog.jp/document/1509.pdf（2020年5月10日アクセス）.

[16]Fujitani K, Yang HK, Mizusawa J, et al. Gastrectomy plus chemotherapy versus chemotherapy alone for advanced gastric cancer with a single non-curable factor（REGATTA）: a phase 3, randomised controlled trial. Lancet Oncol 17: 309–318, 2016.

[17]Fujitani K, Ando M, Sakamaki K, et al. Multicentre observational study of quality of life after surgical palliation of malignant gastric outlet obstruction for gastric cancer. BJS Open 1: 165–174, 2018.

[18]Burbidge S, Mahady K, Naik K. The role of CT and staging laparoscopy in the staging of gastric cancer. Clin Radiol 68: 251–255, 2013.

[19]石神浩徳．上部消化管―胃癌腹膜播種に対する腹腔内化学療法奏効後の胃切除．手術 73: 425–433, 2019.

[20]Inaki N, Etoh T, Ohyama T, et al. A Multi-institutional, prospective, phase Ⅱ feasibility study of laparoscopy-assisted distal gastrectomy with D2 lymph node dissection for locally advanced gastric cancer（JLSSG0901）. World J Surg 39: 2734–2741, 2015.

Summary

Surgical Treatment of Scirrhous Gastric Cancer

Masayuki Isozaki[1], Souya Nunobe,
Rie Makuuchi, Satoshi Ida,
Koshi Kumagai, Manabu Ohashi

The scope of gastrectomy and lymphadenectomy has increased for advanced gastric cancer including scirrhous gastric cancer in the past. Then, many important clinical trials have been performed, and D2 gastrectomy without pancreatosplenectomy is recommended for advanced gastric cancer. Due to the characteristics of scirrhous gastric cancer, the surgical procedure often used is D2 total gastrectomy with splenectomy. Recently, successful evidence of survival benefit of adjuvant or neoadjuvant therapy has been shown, and surgeons are now expected to perform safe and sufficient gastrectomy while being aware of their role in multidisciplinary therapy.

[1]Department of Surgery, Gastroenterology Center, Cancer Institute Hospital of Japanese Foundation for Cancer Research, Tokyo.

硬化型胃癌的化学疗法

松原 裕树[1]

坂东 英明

摘要●近几年治疗胃癌的药物明显增多，包括分子靶向药物在内的多种药物获得监管部门的批准，治疗体系发生了明显变化。硬化型胃癌是一种预后较差的类型，病理特点多为非实性型低分化腺癌，常伴有腹膜播散。腹膜播散者合并大量腹腔积液和肠管狭窄时，可以导致进食困难，限制了可以选择的治疗方案。虽然很难分析出专门针对硬化型胃癌的治疗方法，但可以通过参考现有的临床试验亚组分析来预测疗效，并且还可以了解每种药物的特性。和其他肉眼型、组织型胃癌一样，药物治疗非常重要。

关键词　硬化型胃癌　腹膜播散　腹腔积液　化学疗法

[1] 愛知県がんセンター病院薬物療法部　〒464-8681 名古屋市千種区鹿子殿 1-1
E-mail：y.matsubara@aichi-cc.jp

前言

药物治疗胃癌最近已取得了显著进展，分子靶向药物曲妥珠单抗（Tmab）于 2011 年获批，雷莫芦单抗（RAM）于 2015 年获批。另外，针对合并微卫星高度不稳定（microsatellite instability high，MSI-H）的病例，免疫检查点抑制剂纳武单抗（Nivo）和帕博利珠单抗（Pembro）也于 2017 年和 2018 年相继获批使用。以上，使得胃癌药物治疗体系发生了巨大变化。

在《胃癌处理规范（第 15 版）》宏观分类中，硬化型胃癌常为 4 型。它是一种预后较差的病理分型，主要是非实性型低分化腺癌。据报道，2002 年接受手术的胃癌患者中，4 型胃癌的 5 年生存率为 17.7%，其复发方式约半数为腹膜播散。初诊时腹膜播散的比例很高，合并腹腔积液、消化道梗阻、梗阻性黄疸等并不少见。由于没有可预示全身状态不良或腹膜播种的可测定病变的方法，导致无法参加临床研究的病例很多，因此目前很难分析出专门针对硬化型胃癌的化学疗法。许多临床试验对组织学类型和转移部位进行了亚组分析，在现有资料中研究硬化型胃癌的药物治疗，有必要参考这些亚组分析。

本文重点针对硬化型胃癌中"弥漫型"和"腹膜播散"情况，同时包括了不可切除的晚期或复发性胃癌的标准化学疗法进行整理（**表 1**）。

一线化疗

氟嘧啶 + 铂类是不可切除晚期 / 复发病例的基础化疗。在确立 SP 治疗地位的 SPIRITS 试验中［S-1+ 顺铂（CDDP）］，腹膜播散病例总生存率（overall survival，OS）的风险比（hazard ratio，HR）为 0.52［95% 置信区间（confidential interval，CI）0.33 ～ 0.82］，这是一个值得期待的结果。另一方面，对于弥漫型，HR 为 0.79

表1 《胃癌治疗指南（第5版）》中推荐的化疗方案和有条件时推荐的化疗方案

	一线化疗	二线化疗	三线化疗 （在有条件推荐的情况下，即使在三线化疗之后）
推荐的化疗方案	**HER2（-）时** · S-1+CDDP（A） · Cape+CDDP（A） · S-1+OHP（B） · Cape+OHP（B） · FOLFOX（B） **HER2（+）时** · Cape+CDDP+Tmab（A） · S-1+CDDP+Tmab（A）	→ wPTX+RAM（A）	→ Nivo（A） IRI（B）
有条件时推荐的化疗方案（按字母顺序排列）	**HER2（-）时** · 5-FU+CDDP · 5-FU/l-LV · 5-FU/l-LV+PTX · S-1 · S-1+DTX	**HER2（-）时** · DTX · IRI · nab-PTX每周给药 · nab-PTX+RAM · PTX每周给药 · RAM	
	HER2（+）时 · 5-FU+CDDP+Tmab · Cape+OHP+Tmab · S-1+OHP+Tmab	**HER2（+）时** · 如果在一线治疗中没有使用过Tmab，可以参考上述联合化疗方案。 · 术后辅助化疗中早期复发病例见术后辅助化疗。	

如果可能，可考虑使用6种药物的治疗策略：氟尿嘧啶、铂、紫杉醇、IRI、RAM和Nivo。但是，没有证据表明，任何一种药物在前一种治疗中恶化后（beyond PD）还支持使用同样的药物，因此不推荐使用。作为初步报告，2019年3月有报告推荐MSI-H晚期/复发性胃癌/胃食管结合部癌二线化疗后推荐帕博利珠单抗单药治疗（证据水平B：中等可信）。2019年9月，有报告推荐FTD/TPI作为晚期/复发性胃癌/胃食管结合部癌的三线化疗后的一种选择（证据水平A：高度可信）。

需要注意的是，即使使用有条件推荐的方案，也请参考推荐的化疗方案的治疗策略。（ ）内是证据级别：A（强）、B（中等）、C（弱）、D（非常弱）。

S-1：替加氟、吉美嘧啶、奥替拉西钾；CDDP：顺铂；Cape：卡培他滨；OHP：奥沙利铂；FOLFOX：氟尿嘧啶+亚叶酸钙+奥沙利铂联合疗法；Tmab：曲妥珠单抗；wPTX：每周1次的紫杉醇；RAM：雷莫芦单抗；Nivo：纳武单抗；IRI：伊立替康；5-FU：氟尿嘧啶；l-LV：亚叶酸钙；DTX：多西紫杉醇；nab-PTX：白蛋白结合型紫杉醇。

〔日本胃癌学会（编）. 胃癌治疗ガイドライン，第5版. 金原出版，2018より作成〕

（95%CI 0.59～1.06），没有统计学意义，但通过添加CDDP有延长OS的趋势。如果由于晚期腹膜播散导致腹腔积液潴留程度较高，则应避免SP治疗，因为CDDP需要足够的补液来保护肾功能。

之后进行了Ⅲ期研究（G-SOX研究）为了证实SOX治疗（S-1+奥沙利铂）对SP治疗的优势，结果没有显示OS的优势，认为效果几乎一样。由于它不需要大量补液，SOX疗法在临床实践中的使用逐渐增加。G-SOX试验的亚组分析显示，在腹膜播散病例中，弥漫型OS

HR为0.848（95%CI 0.672～1.069）和0.646（95%CI 0.433～0.964），显示出SOX更有效的治疗趋势。虽然只是亚组分析中的一个参考，但考虑到腹腔播散过程中腹腔积液的出现率很高，在可能经口摄入的情况下，SOX疗法被认为比SP疗法更有效且可耐受。

已经报道了Tmab在HER2阳性胃癌的一线化疗中的额外作用。最具代表性的临床试验是ToGA试验，显示了Tmab对比XP疗法（卡培他滨+CDDP）或FP疗法［氟尿嘧啶（5-FU）+CDDP］可延迟OS。在亚组分析中，在弥漫型中OS HR为1.07（95%CI 0.56～2.05）没有显示出明显的附加效果，但ToGA研究的参与者总数为584人，其中弥漫型只有少数51人，这个结论仅供参考，考虑到Tmab本身的毒性几率较低，即使在硬化型胃癌中，HER2阳性病例也可以同时使用Tmab。

腹膜播散病例因病情进展常伴有腹腔积液，并因腹膜播散引起胃肠道梗阻的情况并不少见。患有广泛肠运动功能障碍的患者和严重腹腔积液的患者口服摄入会变得困难。当前胃癌化疗的最大缺点是许多一线化疗方案是与口服药物联合组成的。在临床实践中，经常遇到一线化疗开始时腹腔积液严重、肠道运动功能不全导致进食困难的情况。在这种情况下应尽量不选口服药物的方案。

5-FU单一疗法或FL疗法（5-FU+亚叶酸钙）长期以来仅作为静脉滴注治疗使用。FLTAX疗法［5-FU+亚叶酸钙+紫杉醇（PTX）］是为了进一步加强FL疗法而开发的，其有效性和安全性已在Ⅱ期研究中得到证实。之后，针对大量腹腔积液或无法口服的腹膜转移的胃癌患者进行了第Ⅱ／Ⅲ期试验（JCOG1108/WJOG7312G试验），以验证FL疗法和FLTAX疗法的有效性和安全性。虽然在实施过程中修改了试验设计，但仍登记了101人（FL疗法51人，FLTAX疗法50人）。FL治疗的中位无进展生存期（progression free survival，PFS）为1.9个月，FLTAX治疗PFS为5.4个月，HR 0.64（95%CI 0.43～0.96）。作为主要终点的中位OS，FL治疗为6.1个月，FLTAX治疗为7.3个月，HR 0.79（80%CI 0.60～1.05），无明显差异，没有显示FLTAX疗法比FL疗法的优越性。对于具有严重腹腔积液或无法口服的腹膜转移的病例，FLTAX疗法被寄予厚望，但FLTAX疗法的定位变得困难了。

近年来，FOLFOX（5-FU+亚叶酸钙+奥沙利铂联合疗法）在胃癌的治疗中备受关注。FOLFOX广泛用于结直肠癌治疗，但于2015年3月它开始用于胃癌治疗。这是临床实践中容易进行的方案，只是它需要放置CV导管。Masuishi等报告了一项回顾性研究，该研究调查了FOLFOX作为无法口服的严重腹腔积液或腹膜转移患者的一线化疗的有效性和安全性。在10例的讨论中，尽管PS（performance status）2分以上占了半数，但OS的中位数为13.2个月，PFS的中位数为7.5个月，结果还是很有希望的。目前，以大量腹腔积液难以口服的病例为对象，探讨FOLFOX疗法安全性的第Ⅱ期试验（WJOG10517G）正在进行中，结果令人期待。

二线化疗

RAM是一种抗VEGFR2全人源单克隆IgG1抗体，于2015年被批准用于治疗胃癌。RAINBOW试验是将RAM添加到传统的二线化疗，对比PTX每周给药（weekly PTX），显著延长了OS和PFS，HR为0.807（95%CI 0.678～0.962）和0.635（95%CI 0.536～0.752），每周PTX+RAM疗法成为胃癌治疗指南中唯一"推荐"的二线化疗方案。

2年后报告的ABSOLUTE试验中，证明了白蛋白结合型紫杉醇（nab-PTX）每周注射法（weekly nab-PTX）对weekly PTX的优势。weekly nab-PTX+RAM治疗的疗效也在国内Ⅱ期研究中显示，反应率为54.8%，PFS为7.6个月。因此，weekly nab-PTX和weekly nab-PTX+RAM治疗现在被视为二线化疗中的"有条件推荐方案"。尽管在比较weekly nab-PTX+RAM治疗与标准治疗的Ⅲ期研究中尚未进行，weekly nab-PTX+RAM治疗已在腹膜播散方面受到了极大的关注。ABSOLUTE试验中weekly nabe-PTX组的子组分析表明，在腹膜播散和腹腔积液的病例中，与weekly PTX相比，有效性可能更高。需要注意的是，这只是亚组分析的结果，对于大量腹腔积液的病例，只有7人、9人这样的少数例子进行了分析，但是大量腹腔积液的病例中OS的HR为0.25（95%CI 0.07～0.94），weekly nabe-PTX显示了良好的趋势。目前，对比 weekly PTX+RAM 疗法和 weekly nab-PTX+RAM 疗法的第Ⅱ期试验〔WJOG10617G（P-SELECT）〕正在进行中，旨在对比对含氟氯噻咪胺类的初级化疗不适应、不耐受的腹膜播散的、不可切除、恶化、复发的胃/食管胃结合部癌进行了 weekly nab-PTX+RAM 疗法与 weekly PTX+RAM 疗法两种方案效果。这是第Ⅱ期试验的比较，虽然该结果不能确定腹膜播散病例的标准治疗方法，但有望在临床实践中提供帮助。

三线化疗以后

目前，可供硬化型胃癌三线化疗选择的药物有3种：① Nivo，②氟尿苷/替吡嘧啶（FTD/TPI），③伊立替康（IRI）。下面进行具体介绍。

1. Nivo

Nivo 是一种先前批准用于恶性黑色素瘤和非小细胞肺癌的免疫检查点抑制剂，是一种针对人 PD-1 的人 IgG4 单克隆抗体。通过抑制 PD-1 与其配体 PD-L1 和 PD-L2 的结合，可恢复并激活对癌细胞无反应的抗原特异性 T 细胞，并表现出抗肿瘤作用。ATTRACTION-2 试验验证了 Nivo 在胃癌三线化疗后的疗效，与安慰剂相比，在有2种或更多方案治疗史的胃癌中，OS HR 为 0.63（95%CI 0.51～0.78），存在明显差异。反应率为 10% 左右，虽然不如在肺癌和恶性黑色素瘤中证实的那么有效，但如果奏效，可以长期控制病情。

如今很多人在对 Nivo 的有效性预测因子和生物标志物进行分析。Mishima 等在 72 例病例的研究报告说，在 PS 0 等全身状态良好的淋巴结转移或肿瘤量较少的情况下，使用 Nivo 更容易取得效果。此外，Sasaki 等将全身情况不佳的 PS 1/2、肝转移肿瘤量大、血中性粒细胞/CRP 水平高等情况称为超进展性疾病。据报道，在给予免疫检查点抑制剂后，可能导致疾病快速进展。在 ATTRACTION-2 研究中，弥漫型和腹膜播散病例的 OS 差异无统计学意义，HR 分别为 0.82（95%CI 0.57～1.17）和 0.74（95%CI

0.48～1.15）。但有有效的倾向。不过，如前所述，Nivo 的效果有可能受到 PS 的影响，在三期化疗以后，如果 PS 没有被保留，就不能否认存在超进展性疾病导致病情急剧恶化的风险。Nivo 已经成为晚期治疗选择，但需在全身状态下降之前使用。而且，要时刻牢记其有效率只有 10% 左右，如果发现病情恶化，不要盲目地继续，应改用另一种治疗方法。

2. FTD/TPI

FTD/TPI 是 2014 年获大肠癌监管部门批准的药物，作为晚期治疗药物一直很活跃。2019 年，该药物被批准用于治疗有2个或更多方案治疗史的胃癌。在验证胃癌三线化疗后 FTD/TPI 有效性的 TAGS 试验中，FTD/TPI 与安慰剂相比，OS 的 HR 0.69（95%CI 0.56～0.85）有显著差异。FTD/TPI 是口服药物这一点与 Nivo 和 IRI 有很大差异。主要不良反应为口服时骨髓抑制和胃肠道症状，但它是一种毒性比较容易控制的药物。然而，随着胃癌的进展，腹腔积液和腹膜播散几乎是不可避免的，并且在三线化疗后这种可能性增加。因此，在不能经口服药前使用 FTD/TPI 非常重要。

此外，TAGS 研究的亚组分析显示，对于弥漫型和腹膜播散型病例，OS HR 分别为 0.69（95%CI 0.36～1.31）和 0.77（95%CI 0.51～1.15），虽然在统计学上没有显著差异，但有有效的倾向。虽然效果不如肠型和无腹腔积液的情况，但只要能口服，腹膜播散和腹腔积液病例也最好是使用 FTD/TPI。但在腹腔积液严重的情况下，会出现肠道受压和梗阻，因此使用时必须非常小心。

3. IRI

IRI 与 Nivo、FTD/TPI 相比，推荐度较低。在 WJOG4007 研究中进行了一项Ⅲ期研究，比较了顺铂和氟尿嘧啶后二线化疗中 weekly PTX 与 IRI 的情况，显示 weekly PTX 效果更好，尽管没有显著差异。另外，根据上述 RAINBOW 试验的结果，在二线化疗中 weekly PTX + RAM 疗法成为标准治疗方案，因此 IRI 只能在三线化疗之后使用。

IRI 在三线化疗中的研究只有随访研究，与 Nivo 和 FTD/TPI 相比，缺乏有效性的证据。此外，从硬化型胃癌的角度来看，应用 IRI 需要非常谨慎。IRI 的活性代谢物 SN-38 会从肠管中排泄，但肠麻痹和肠梗阻会延迟这种排泄并增加毒性。由于硬化型胃癌引起腹膜播散和腹腔积液潴留的发生率很高，因此在由这些引起的症状表现出来的情况下，禁止使用 IRI。因而，IRI 是三线化疗后最难抉择的药物，因为缺少证据。

Nivo、FTD/ TPI、IRI 的特点各不相同，虽然还没有得出应该选择哪种药物的结论，但要考虑到所有药物，重要的是不能错过换药时机。

腹腔给药

在许多临床试验中，腹膜播散者的化疗效果往往不如转移到其他部位的患者。原因之一是全身化疗向腹膜播散的转化率低。作为提高转换率的治疗策略，近年来研究了腹腔内化疗，2018 年发表了 PHOENIX-GC 试验结果。这是第 Ⅲ 阶段试验，以未接受治疗或有不满 2 个月化疗史的腹膜播散胃癌患者为对象，将腹腔内及经静脉的 PTX 每周注射（weekly）和 S-1 联合疗法（IP 疗法）与 SP 疗法进行比较。作为主要评估项目是 2 年后随访时的 OS，IP 疗法组为 17.7 个月，SP 疗法组为 15.2 个月（HR 0.72，95%CI 0.49 ~ 1.04，$P=0.080$），无统计学差异。由于分配不均衡等原因，在对其进行调整的研究分析中，OS HR 为 0.59（95%CI 0.39 ~ 0.87），验证了试验的有效性。因此，IP 疗法的有效性是值得肯定的。在临床实践中，单纯全身化疗很难治疗腹膜播散，因此应从不同的切入点同时入手。

MSI-H 案例

在正常细胞中，维持基因组稳态的机制是修复 DNA 复制过程中发生的非互补碱基对（错配）的能力（mismatch repair，MMR），但在这种功能下降的情况下，DNA 序列错误无法修复，突变积累，细胞癌变。由于 MMR 功能的降低，从 1 到数个碱基的重复排列（微卫星）的重复次数发生变化的状态被称为微卫星不稳定性（MSI），MSI-H 被认为是 MSI 的高频率状态。

作为评估实体瘤 MMR 功能缺陷的一种方法，MSI 检测从 2018 年 9 月开始在日本保险医疗范围内进行。抗 PD-1 抗体药物 Pembro 已被保险批准用于"化疗后病情恶化、复发的 MSI-H 的实体肿瘤"，MSI 检查被定位为用于确定 Pembro 是否适应的辅助诊断。事实上在二线化疗以后可以考虑 Pembro，胃癌治疗指南也认为是证据级别 B（中度可信）。第 Ⅲ 期试验 KEYNOTE-061 比较 Pembro 和 weekly PTX 在胃癌的二线化疗中有效性，MSI-H 病例的概率为 5%，可以说是稀有对象。然而，在 KEYNOTE-158 研究中，检查了 Pembro 在 MSI-H 的各种实体瘤中二线化疗后的疗效，最终结果是反应率为 34.3%（95%CI 28.3 ~ 40.8），暂未达到中位反应持续时间，已显示出了较高的有效率。登记胃癌 24 例，其中 11 例有效（有效率为 45.8%）。KEYNOTE-061 研究显示，与 weekly PTX 相比，Pembro 在 OS 方面没有优势（HR 0.82，95%CI 0.66 ~ 1.03）。然而，在仅限于 MSI-H 病例的亚组分析中，15 例 Pembro 和 12 例 weekly PTX 中位 OS 为未达到 8.1 个月和 HR 0.42（95%CI 0.13 ~ 1.31），Pembro 表现良好。

如果是 MSI-H，就可以用 Pembro，并且有效的话会取得惊人的效果。因此，在胃癌治疗中，在一次化疗结束后或预期结束时，应该积极地进行 MSI 检查。然而，在所有实体瘤的分析中，MSI-H 患者中 15.4% 被诊断为 Lynch 综合征，因此遗传咨询等适当的支持体制和充分的说明和同意是必要的。

结语

我们已经讨论了各种情况下的化疗方案。

在各个临床试验中，可以从组织学类型和腹膜播散等亚组来考虑对硬化型胃癌的疗效。虽然只是亚组分析，还不能得出结论，但是专门针对硬化型胃癌的临床试验难度很大，需要仔细研究和参考现有临床试验的结果来设计实际的临床试验。我认为，善用现有的证据制定治疗策略，是我们对协助过无数临床试验的患者及家属应尽的责任，也会造福于我们面前的患者。

参考文献

[1] 日本胃癌学会（编）. 胃癌治疗ガイドライン，第5版. 金原出版，2018.

[2] 日本胃癌学会（编）. 胃癌取扱い规约，第15版. 金原出版，2017.

[3] Nashimoto A, Akazawa K, Isobe Y, et al. Gastric cancer treated in 2002 in Japan: 2009 annual report of the JGCA nationwide registry. Gastric Cancer 16: 1–27, 2013.

[4] Koizumi W, Narahara H, Hara T, et al. S-1 plus cisplatin versus S-1 alone for first-line treatment of advanced gastric cancer（SPIRITS trial）: a phase III trial. Lancet Oncol 9: 215–221, 2008.

[5] Yamada Y, Higuchi K, Nishikawa K, et al. Phase III study comparing oxaliplatin plus S-1 with cisplatin plus S-1 in chemotherapy-naïve patients with advanced gastric cancer. Ann Oncol 26: 141–148, 2015.

[6] Bang YJ, Van Cutsem E, Feyereislova A, et al. Trastuzumab in combination with chemotherapy versus chemotherapy alone for treatment of HER2-positive advanced gastric or gastro-oesophageal junction cancer（ToGA）: a phase 3, open-label, randomised controlled trial. Lancet 376: 687–697, 2010.

[7] Iwasa S, Goto M, Yasui H, et al. Multicenter feasibility study of combination therapy with fluorouracil, leucovorin and paclitaxel（FLTAX）for peritoneal disseminated gastric cancer with massive ascites or inadequate oral intake. Jpn J Clin Oncol 42: 787–793, 2012.

[8] Yamaguchi K, Nakajima TE, Boku N, et al. Randomized phase II/III study of 5-fluorouracil/l-leucovorin versus 5-fluorouracil/l-leucovorin plus paclitaxel in gastric cancer with severe peritoneal metastasis（JCOG1108/WJOG7312G）. J Clin Oncol 37（Suppl 4）: 80, 2019.

[9] Masuishi T, Kadowaki S, Kondo M, et al. FOLFOX as first-line therapy for gastric cancer with severe peritoneal metastasis. Anticancer Res 37: 7037–7042, 2017.

[10] Wilke H, Muro K, Van Cutsem E, et al. Ramucirumab plus paclitaxel versus placebo plus paclitaxel in patients with previously treated advanced gastric or gastro-oesophageal junction adenocarcinoma（RAINBOW）: A double-blind, randomised phase 3 trial. Lancet Oncol 15: 1224–1235, 2014.

[11] Shitara K, Takashima A, Fujitani K, et al. Nab-paclitaxel versus solvent-based paclitaxel in patients with previously treated advanced gastric cancer（ABSOLUTE）: an open-label, randomised, non-inferiority, phase 3 trial. Lancet Gastroenterol Hepatol 2: 277–287, 2017.

[12] Bando H, Shimodaira H, Fujitani K, et al. A phase II study of nab-paclitaxel in combination with ramucirumab in patients with previously treated advanced gastric cancer. Eur J Cancer 91: 86–91, 2018.

[13] Kang YK, Boku N, Satoh T, et al. Nivolumab in patients with advanced gastric or gastro-oesophageal junction cancer refractory to, or intolerant of, at least two previous chemotherapy regimens（ONO-4538-12, ATTRACTION-2）: A randomised, double-blind, placebo-controlled, phase 3 trial. Lancet 390: 2461–2471, 2017.

[14] Mishima S, Kawazoe A, Nakamura Y, et al. Clinicopathological and molecular features of responders to nivolumab for patients with advanced gastric cancer. J Immunother Cancer 7: 24, 2019.

[15] Sasaki A, Nakamura Y, Mishima S, et al. Predictive factors for hyperprogressive disease during nivolumab as anti-PD1 treatment in patients with advanced gastric cancer. Gastric Cancer 22: 793–802, 2019.

[16] Shitara K, Doi T, Dvorkin M, et al. Trifluridine/tipiracil versus placebo in patients with heavily pretreated metastatic gastric cancer（TAGS）: a randomised, double-blind, placebo-controlled, phase 3 trial. Lancet Oncol 19: 1437–1448, 2018.

[17] Hironaka S, Ueda S, Yasui H, et al. Randomized, open-label, phase III study comparing irinotecan with paclitaxel in patients with advanced gastric cancer without severe peritoneal metastasis after failure of prior combination chemotherapy using fluoropyrimidine plus platinum: WJOG 4007 trial. J Clin Oncol 31: 4438–4444, 2013.

[18] Nishimura T, Iwasa S, Nagashima K, et al. Irinotecan monotherapy as third-line treatment for advanced gastric cancer refractory to fluoropyrimidines, platinum, and taxanes. Gastric Cancer 20: 655–662, 2017.

[19] Makiyama A, Arimizu K, Hirano G, et al. Irinotecan monotherapy as third-line or later treatment in advanced gastric cancer. Gastric Cancer 21: 464–472, 2018.

[20] Kawakami T, Machida N, Yasui H, et al. Efficacy and safety of irinotecan monotherapy as third-line treatment for advanced gastric cancer. Cancer Chemother Pharmacol 78: 809–814, 2016.

[21] Ishigami H, Fujiwara Y, Fukushima R, et al. Phase III trial comparing intraperitoneal and intravenous paclitaxel plus s-1 versus cisplatin plus s-1 in patients with gastric cancer with peritoneal metastasis: PHOENIX-GC trial. J Clin Oncol 36: 1922–1929, 2018.

[22] Shitara K, Ozguroglu M, Bang YJ, et al. Pembrolizumab versus paclitaxel for previously treated, advanced gastric or gastro-oesophageal junction cancer（KEYNOTE-061）: A randomised, open-label, controlled, phase 3 trial. Lancet 392: 123–133, 2018.

[23] Marabelle A, Le DT, Ascierto PA, et al. Efficacy of pembrolizumab in patients with noncolorectal high microsatellite instability/mismatch repair-deficient cancer: Results from the phase II KEYNOTE-158 study. J Clin Oncol 38: 1–10, 2020.

[24] Latham A, Srinivasan P, Kemel Y, et al. Microsatellite instability is associated with the presence of Lynch syndrome Pan-cancer. J Clin Oncol 37: 286–295, 2019.

Summary

Chemotherapy for Scirrhous-type Gastric Cancer

Yuki Matsubara[1], Hideaki Bando

Chemotherapy for gastric cancer has made remarkable progress due to recent governmental approval of various drugs, including monocularly targeted agents. SGC (scirrhous-type gastric cancer) is one of the special types of gastric cancer characterized by peritoneal dissemination and poorly differentiated pathological findings, which results to poor prognosis. Available regimens for SGC are often limited due to massive ascites or inadequate oral intake due to peritoneal metastasis. Although there are no new treatment developments specific for SCG, the subgroup analyses of cases with peritoneal dissemination or ascites from past clinical trials are useful to consider treatments. An approach that uses all available cancer drugs is the key for SGC treatments, similar to that of other types of gastric cancer.

[1]Department of Clinical Oncology, Aichi Cancer Center Hospital, Nagoya, Japan.

硬化型胃癌的基因组分析及病理生理学

石川 俊平 [1]

摘要●通过近年来的癌症基因组序列从癌症基因组的角度阐明了硬化型胃癌在胃癌整体中的相对位置。2014年，发现了弥漫型（diffuse-type）胃癌特征性RHOA通路的驱动基因突变，还揭示了在体细胞基因组突变方面较差的GS（基因组稳定）亚型，如SNV和CNV，在很大程度上与弥漫型胃癌重叠。硬化型胃癌在历史上也指年轻的Borrmann 4型胃癌，但从基因组分析的角度来看，驱动基因突变的概率与广义的弥漫型胃癌相比存在一定差异，但两者没有质的区别，可以认为是同一类疾病。此外，大量弥漫型胃癌基因组序列显示，日本人群具有更高概率的易发病的*CDH1*生殖细胞突变。

关键词　硬化型胃癌　diffuse-type gastric carcinoma　癌症基因组　RHOA　CDH1

[1] 東京大学大学院医学系研究科衛生学分野　〒 113-0033 東京都文京区本郷 7 丁目 3-1　E-mail : ishum-prm@m.u-tokyo.ac.jp

弥漫型胃癌的癌症基因组

2014 年，多组开展胃癌全外显子组分析，揭示了胃癌癌基因组的全貌，使弥漫型胃癌在整个胃癌中的相对位置更加清晰。结果发现，在弥漫型胃癌中发现了其他类型没有的特异性 RHOA 突变，可以起到驱动作用。此外，TCGA 集团和中国香港大学对大量胃癌的综合癌症基因组学分析显示，胃癌从癌症基因组角度可分为 4 种类型：① CIN（chromosomal instable）/intestinal-type，② GS（genomically stable）/diffuse-type，③ MSI（microsatellite instable），④ EBV（+）（Epstein-Barr virus positive）。癌症基因组分析显示，弥漫型胃癌与 GS 亚型有很大重叠，与普通胃癌相比，作为基因突变和基因扩增驱动因素的癌症基因组异常较少（**图1**）。已知弥漫型胃癌作为分子治疗靶点的 HER2 阳性（基因扩增高表达）比例较低，且已知 *CDH1*（E-cadherin）的特征性突变。属于功能丧失型突变，未被视为治疗目标。癌症基因组序列新揭示的突变 RHOA 是后文所述的主要驱动因素，预计将被开发为新的治疗靶点。

此外，与含有丰富新抗原的 MSI 亚型和具有病毒抗原的 EBV（+）亚型不同，变异较少的弥漫型胃癌对免疫检查点抑制剂不敏感。2018 年，韩国某团体报道的 61 例转移性胃癌抗 PD-L1 抗体临床试验中，MSI 和 EBV（+）反应率分别为 85.7% 和 100%，GS 亚型为 12%，被证实与 CIN 亚型（5%）一样低。因此，弥漫型胃癌在胃癌中具有独特的癌症基因组谱，且不适合现行的分子靶向疗法和免疫治疗。

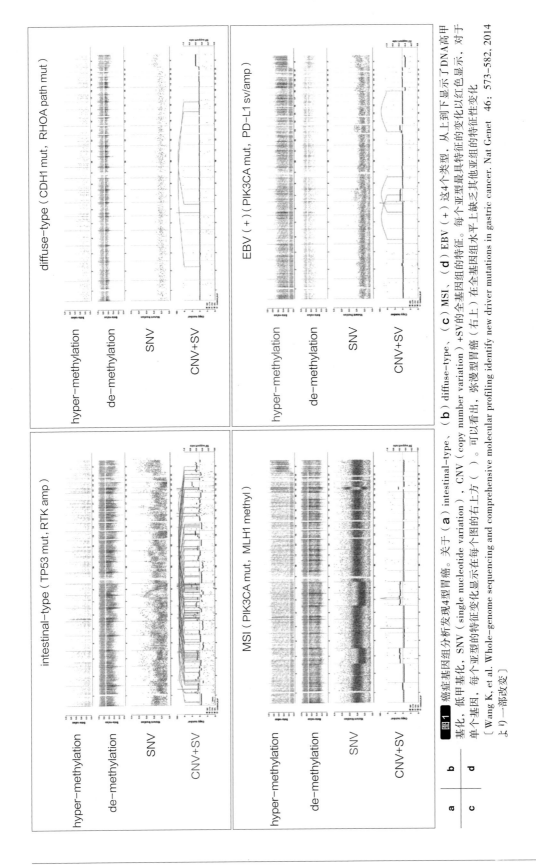

图1 癌症基因组分析发现4型胃癌。关于（**a**）intestinal-type、（**b**）diffuse-type、（**c**）MSI、（**d**）EBV（+）这4个类型，从上到下显示了DNA高甲基化、低甲基化、SNV（single nucleotide variation）、CNV（copy number variation）+SV的全基因组的特征。每个亚型最具特征的变化以红色显示。对于单个基因，每个亚型的特征性变化显示在每个图的右上方（ ）。可以看出，弥漫型胃癌（右上）在全基因组水平上缺乏其他亚组的特征性变化
[Wang K, et al. Whole-genome sequencing and comprehensive molecular profiling identify new driver mutations in gastric cancer. Nat Genet 46: 573-582, 2014
より一部改変]

RHOA通路基因在弥漫型胃癌中的突变频率

突变基因	胃癌类型分析	突变率	阳性病例数	高发国家/地区	备注	参考文献
RHOA	diffuse-type	14.3%	14/98	中国	混合在其他类中	[1]
RHOA	diffuse-type	25.3%	22/78	日本	选择相对典型的弥漫型组织图像	[2]
RHOA	genomically stable	14.8%	8/54	亚洲、东欧等	TCGA 4型分类，相当于GS	[3]
RHOA	diffuse-type	6.7%	9/134	德国	混合在其他类中	PMID：26251521
RHOA	early-onset diffuse-type	9.2%	10/109	韩国	诊断时选择45岁以下弥漫型	[13]
RHOA	late-onset diffuse-type	19.1%	22/115	韩国	诊断时选择46岁以上弥漫型	[13]
RHOA	poorly cohesive type	16.5%	16/91	韩国	非印戒细胞类型比例高	[9]
CLDN18-ARHGAP	genomically stable	14.8%	8/54	亚洲、东欧等	TCGA 4型分类，相当于GS	[3]
CLDN18-ARHGAP	diffuse-type	15.3%	55/358	中国	印戒细胞类型比例高	[14]
CLDN18-ARHGAP	diffuse-type	12.8%	22/172	日本	弥漫型或肠型	[6]
XXXXXX-ARHGAP	diffuse-type	4.4%	17/384	韩国	包括CLDN18-ARHGAP以外的融合者。249/384确诊时已超过46岁	[15]
CLDN18-ARHGAP	early-onset diffuse-type	16.2%	22/136	日本	诊断时40岁以下的弥漫型	[5]

如上所述，虽然 GS 亚型和弥漫型胃癌有很大重叠，但从目前的报告来看，并不是完全一致。TCGA 数据显示，在属于 GS 亚组的 55 例病例中，73% 属于弥漫型胃癌，其余具有其他组癌基因组的特征。另外，包括到目前为止的各种报告，在弥漫型胃癌中，与染色体拷贝数异常密切相关的 p53 基因突变的概率相当高（TCGA 的报告为 29%）。在这些病例中，经常观察到基因扩增，例如 KRAS 和 FGFR2（K-sam）等增殖信号以及细胞谱系特异性转录因子（如 GATA4）相关的基因扩增。

弥漫型胃癌的RHOA通路突变

专门用于弥漫型胃癌的 RHOA 突变，突变率因报告而异。似乎取决于选择年龄、地区差异和弥漫型定义的严格标准，但一般以 15% 左右的概率出现（表1）。RHOA 的变异不是随机发生的，以 Y42C 为主，此外还形成了 R5W、G17E、L57V、L69R 等几个热点（图2a）。所谓的 CLDN18-ARHGAP 融合基因（fusion gene）与 RHOA 一起被鉴定为弥漫型胃癌的特异性突变。RHOA 在生物化学上被称为小 GTP 酶，它在与 GTP 和 GDP 的结合状态中来回变换激活状态和失活状态。ARHGAP（RHO GTPase activation protein）是调节 RHOA 的蛋白质之一，又称 RHOGAP，促进从 GTP 结合激活形式到 GDP 结合失活形式的转换。CLDN18 是一种膜型细胞间黏附蛋白，在胃和肺上皮细胞中特异性表达，通过 ARHGAP 与 CLDN18 融合（CLDN18-ARHGAP fusion）在胃黏膜上皮细胞中高表达。另外，CLDN18 使 ARHGAP 活跃地位于重要细胞膜的正下方，这被认为是致癌的重要机制（图2b）。据多个报告显示，CLDN18-ARHGAP 融合约占弥漫型胃癌的 15% 左右（表1），和 CLDN18 发生融合的 ARHGAP 中，ARHGAP26 最多，其他还

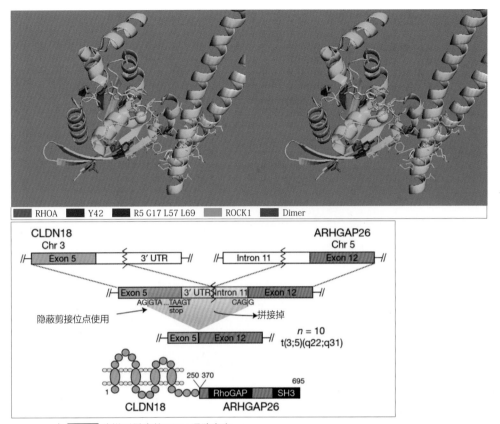

a

b

图2 弥漫型胃癌的RHOA通路突变

a RHOA（绿色）中的主要突变热点Y42C和其他突变热点R5W、G17E、L57V和L69R的位置分别用红色和粉红色显示。蓝色和灰色表示效应蛋白ROCK1。核心效应结构域（aa 34–41），与RHOA中的效应蛋白结合密切相关，对参与ROCK1中与RHOA耦合的Rho相互作用基序（aa 998–1010），显示出了侧链。RHOA中的小分子是GTP类似物。可以看出，主要热点Y42C并不位于GTP/GDP口袋中，而是靠近与效应蛋白的结合边界。

b 调节RHOA的ARHGAP26和在胃黏膜上皮中特异性表达的CLDN18基因之间的嵌合基因。CLDN18保留了一个跨膜结构域，表明嵌合体的形成，将ARHGAP定位在活性重要的膜下方。主要见于弥漫型胃癌的年轻人。

有 ARHGAP6、ARHGAP10、ARHGAP42 等少数报告。

RHOA 信号异常几乎可以肯定，它是弥漫型胃癌的驱动因素，但仍有几个相互矛盾的下游信号。例如，据报道，突变体 RHOA 为显性阴性，抑制下游 ROCK 信号引起单细胞状态的细胞死亡（所谓的 dissociation induces cell death）。另一方面，据报道，RHOA 通过突变选择性地增加 ROCK 的结合活性，并最终通过粘着斑激酶（focal adhesion kinase，FAK）激活 YAP–TAZ、PI3KAKT 和 β–连环蛋白途径。

虽然是不同的报告，但这些报告的共同点是，变异型 RHOA 是通过导入而获得癌性状的主要驱动因子，有望作为分子治疗靶点。

RHOA 是一种 GTP 结合蛋白，与 KRAS 一样，其抑制剂开发难度极高。以弥漫型胃癌为例，最重要的热点 Y42C 并不是小分子容易进入的 GTP/GDP 口袋，而是 RHOA、ROCK 等多种效应分子结合的核心效应域表面（**图2a**）。在这种蛋白质表面具有浅不规则性的结构中，设计专门针对突变型 RHOA 的抑制剂并不容易，可能需要使用形态更复杂的介质分子的药物研发技术。对于上述 KRAS，美国 Amgen 已经成功开发出利用 G12C 的半胱氨酸残基的共价抑制剂，类似的策略对 Y12C 突变型 RHOA 也可能有效。

日本和韩国关于弥漫型胃癌的病理结果有多个报道，其中观察到 *RHOA* 突变，结果大概一致。根据韩国的一份报告，突变的 RHOA 主要被认定为非印戒细胞为主的低分化癌（相当于 WHO 分类的 poorly cohesive carcinoma 中的 other cellular variants）。具有突变型 RHOA 的病例以 Borrmann 3 型居多，而且多个报告共同显示，在表层部分伴随着印戒细胞和腺管成分，而在深部则伴随着间质，显示典型的弥漫型浸润（**图3**）。在这些报道中，多数已经从黏膜病变中鉴定出 *RHOA* 突变，*RHOA* 突变可能发生在癌变的较早期，但也有报告称仅在深部发现了突变。此外，在未分化黏液癌和所谓的牵手型腺癌中也发现了 *RHOA* 突变，这两种癌在生物学上都被认为与弥漫型胃癌密切相关。目前，在弥漫型胃癌中，并没有发现具有变异型 RHOA 的病例有明显的高恶性程度或预后不良的倾向。但是，如果开发出变异型 RHOA 的干预方法，这一情况也有可能发生很大的改变。

青年弥漫型胃癌

在弥漫型胃癌中，发病于年轻女性，常以 Borrmann 4 型的形态，引起播种、转移的一组狭义上被称为硬化型胃癌。这种狭义的硬化型胃癌，和弥漫型胃癌通常具有的"伴有印戒细胞的单细胞性肿瘤细胞与丝状纤维间质的病理特征"没有本质上的区别。在一份系统分析了韩国 109 例散发性青少年弥漫型胃癌（45 岁或以下）的基因组的报告中，青少年发病组的基因组图谱与非青少年发病组大体相似。*CDH1* 突变为 42.2%，高于非幼年发病组（17.4%），相反，*RHOA* 突变为 9.2%，与非幼年发病组（19.1%）相比有明显的差异（**表1**）。

关于 *CLDN18-ARHGAP* 融合的报道有好几篇，在中国一份分析 358 例弥漫型胃癌的报告中，*CLDN18-ARHGAP* 融合阳性病例的平均年龄为 51.3 岁，与阴性病例的平均年龄为 60.7 岁相比，更年轻，且为女性病例的 18.5%（男性为 4.6%）。在分析来自韩国的 384 例弥漫型胃癌的报告中，17 例 *CLDN18-ARHGAP* 融合阳性病例的中位年龄为 38 岁，明显低于阴性病例的 54 岁。同样在日本，*CLDN18-ARHGAP* 融合阳性病例在 40 岁或以下的病例中占 15.1%，虽然在统计上没有显著性，但女性更常见（**表1**）。包括其他报告在内的共同特点是，CLDN18-ARHGAP 融合阳性病例具有高恶性程度特征，如许多淋巴结转移，在总生存期中有明显的统计差异。

这些系列报道表明，硬化型胃癌恶性程度高，多见于年轻女性，但与广义弥漫型胃癌相比，个体基因突变的概率存在差异，考虑到通过 CDH1 的细胞黏附和 RHOA 信号的突变，可以将其视为生物学上连续的疾病类别。从这个意义上说，本文并没有严格区分弥漫型胃癌和硬化型胃癌。

发生弥漫型胃癌的遗传易感因素

胃癌的发生与 H. pylori（Helicobacter pylori）感染、饮食等环境因素和遗传因素两方面有关，因此想正确判断遗传因素并不容易。有报告称欧美国家，癌症病例中具有遗传背景的比例不到 3%。据报道，日本人群中约有 1% 的胃癌病例有家族史，但与欧美国家的基线发病率一开始就低相比，胃癌有更大的概率将发生在包括日本在内的东亚家庭，因此具有遗传易感性的病例病情开始很难准确地判断。

在中国和日本，有几项关于基因组中的生殖细胞突变易导致胃癌发展的 GWAS（genome-wide association study）报告。在日本，2018 年有报告分析了 6171 例病例，在 8 个位置确定了满足全基因组显著性的 SNP（single nucleotide polymorphism）。这些个体变异的优势比为 1.0 ~ 1.5 倍，尽管有些位点弥漫型胃癌的相关性高于肠型胃癌，但尚未确定弥漫型胃癌的特

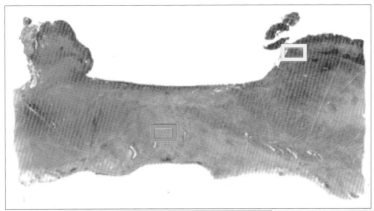

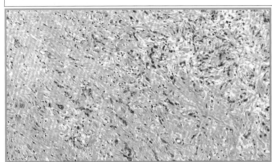
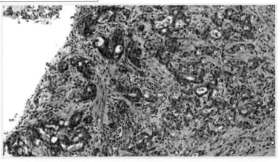

图3 带有变异型RHOA的胃癌的典型病理组织。肉眼常为Borrmann 3型，黏膜下浸润显示典型的弥漫型胃癌组织病理学影像，间质丰富（**b**、**a**中蓝色框放大图），但多为分化型腺管黏膜表面可见（主要是手牵手型腺管）结构（**c**、**a**中黄色框放大图）

a
b | c

异性。

另一方面，在对 243 例日本胃癌病例的全外显子组序列分析的报告中，据报道，预测为致病性的生殖细胞罕见变异的 624 个癌症相关基因中 CDH1 密度是最高的。这些 CDH1 罕见变异由 5 个 SNV（single nucleotide variation）组成，但一个重要的发现是，几乎所有的罕见变异携带者都是弥漫型胃癌，而不是肠型。在 105 例日本弥漫性胃癌患者中，14 例（13.3%）发现了 CDH1 罕见变异（**图 4**）。这些罕见变异在日本群体内的概率在 1% 以下，但也有一定的概率存在，与韩国的胃癌病例有很多相同的情况。因此，CDH1 的罕见变异广泛分布于包括日本和韩国在内的东亚，被认为是该地区胃癌发病的主要原因。在日本一般人群中，鉴定出的 CDH1 罕见变异的概率为 3.4%，比弥漫性胃癌病例高出大约 4 倍。由于不能将此视

为单纯的比例，今后还需要对更多的病例进行准确的发病率追踪。在这 5 种罕见变异中，包括 V832M 和 G62V 在内的 4 种与先天性遗传性弥漫性胃癌（hereditary diffuse gastric cancer，HDGC）存在相关性，这在过去已有报告。

然而，有趣的是，目前日本胃癌患者中，拥有这些变异体的患者约半数只是轻度家族性，其余半数没有家族史，在临床上被视为孤发病例。H.pylori 感染对于年轻发病的胃癌很重要，但近年来，H.pylori 的感染模式和饮食习惯发生了显著变化。同一种风险变量的渗透率可能会随着时间而改变。

无论如何，在日本人群中超过 10% 的弥漫性胃癌病例中存在 CDH1 风险变异，这对于临床上考虑高风险群体的预防措施是重要的信息。

在欧美，报告过 CDH1 无突变的临床 HDGC

基因	N	AA 长度	密度（N/AA）
CDH1	16	882	0.018
PRDM1	13	789	0.016
ARID1B	27	2231	0.012
BLM	16	1417	0.011
ABCC4	13	1325	0.010
PIK3C2G	14	1445	0.010
RICTOR	16	1708	0.009
SETD2	18	2061	0.009
EPPK1	18	2420	0.007
ROS1	17	2347	0.007
SLX4	13	1834	0.007
ZFHX3	26	3703	0.007
DOCK8	13	2031	0.006
POLE	14	2286	0.006
FAT1	25	4588	0.005

AA：氨基酸

p.G62V # *　p.K182N N *　p.S270A　p.T340A A　p.T529A A　p.A592T #　p.L630V #　p.D777N #　p.V832M # *　p.K870R　p.E880K # *

882 aa

信号前体　　细胞外　　TM　细胞质

#：预计会损坏
*：在临床定义的HDGC中报告

东亚
● 日本GC
● TCGA-东亚+韩国DGC
● TCGA 非亚洲人
○ 弥漫型组织学

a	**b**

图4 在日本弥漫性胃癌中发现*CDH1*生殖细胞罕见变异

a 在243个生殖细胞变异的日本胃癌患者中，选择了1777个在一般人群中出现率为1%以下且具有一定致病意义（C评分≥10）的基因，对其中624个癌症相关基因进行了密度统计。可以看出，*CDH1*的密度最高。

b 在包括上述243名日本人在内的531名胃癌病例（319 名亚洲人和212名非亚洲人）中，*CDH1*罕见变异在一般人群中显示不到1%。红色为日本人，黄色为除日本以外的东亚人（包括 Ref PMID：28522256认可的韩国人），绿色为非亚洲人（几乎是欧洲人）。黑色圆圈代表弥漫性胃癌。在日本人中发现的罕见变异也出现在韩国人身上，与在非亚洲人中发现的罕见变异形成鲜明对比，可以看出大多数携带者偏向于弥漫型胃癌（统计上有显著差异）。而且，许多罕见的东亚变异（＊）是临床上被报告为HDGC的变异。

〔**a,b**ともにIshikawa S, et al. Defined lifestyle and germline factors predispose Asian populations to gastric cancer. Sci Adv 2020, in pressのデータをもとに作成〕

家族外显子组测序结果，发现了 *PALB2*、*BRCA1/2*、*RAD51* 等生殖细胞突变。有趣的是，这些基因都具有与 DNA 双链断裂同源重组修复的功能，部分家族中还出现了乳腺癌和卵巢癌的高发人群，因此，包括胃癌在内，可能也有相同的机制。

结语

近年来的基因组分析结果表明，弥漫性胃癌（硬化型胃癌）并不是现有的分子靶向治疗药物和免疫检查点抑制剂的好靶点。另一方面，已经确定了新的分子靶标候选物，例如异常 RHOA 信号，并有望开发新的治疗方法。另外，已发现日本人群中 *CDH1* 生殖细胞变异，这可能有望成为有效预防和筛查的指标。

参考文献

[1]Wang K, Yuen ST, Xu J, et al. Whole-genome sequencing and comprehensive molecular profiling identify new driver mutations in gastric cancer. Nat Genet 46: 573–582, 2014.

[2]Kakiuchi M, Nishizawa T, Ueda H, et al. Recurrent gain-of-function mutations of RHOA in diffuse-type gastric carcinoma. Nat Genet 46: 583–587, 2014.

[3]Cancer Genome Atlas Research Network. Comprehensive molecular characterization of gastric adenocarcinoma. Nature 513: 202–209, 2014.

[4]Kim ST, Cristescu R, Bass AJ, et al. Comprehensive molecular characterization of clinical responses to PD-1 inhibition in metastatic gastric cancer. Nat Med 24: 1449–1458, 2018.

[5]Nakayama I, Shinozaki E, Sakata S, et al. Enrichment of CLDN18-ARHGAP fusion gene in gastric cancers in young adults. Cancer Sci 110: 1352–1363, 2019.

[6]Nishizawa T, Nakano K, Harada A, et al. DGC-specific *RHOA* mutations maintained cancer cell survival and promoted cell migration via ROCK inactivation. Oncotarget 9: 23198–

23207, 2018.

[7]Zhang H, Schaefer A, Wang Y, et al. Gain-of-function *RHOA* mutations promote focal adhesion kinase activation and dependency in diffuse gastric cancer. Cancer Discov 10: 288–305, 2020.

[8]Canon J, Rex K, Saiki AY, et al. The clinical KRAS（G12C） inhibitor AMG 510 drives anti-tumour immunity. Nature 575: 217–223, 2019.

[9]Kwon CH, Kim YK, Lee S, et al. Gastric poorly cohesive carcinoma: a correlative study of mutational signatures and prognostic significance based on histopathological subtypes. Histopathology 72: 556–568, 2018.

[10]Ushiku T, Ishikawa S, Kakiuchi M, et al. *RHOA* mutation in diffuse-type gastric cancer: a comparative clinicopathology analysis of 87 cases. Gastric Cancer 19: 403–411, 2016.

[11]Rokutan H, Hosoda F, Hama N, et al. Comprehensive mutation profiling of mucinous gastric carcinoma. J Pathol 240: 137–148, 2016.

[12]Hashimoto T, Ogawa R, Tang TY, et al. *RHOA* mutations and CLDN18-ARHGAP fusions in intestinal-type adenocarcinoma with anastomosing glands of the stomach. Mod Pathol 32: 568–575, 2019.

[13]Cho SY, Park JW, Liu Y, et al. Sporadic early-onset diffuse gastric cancers have high frequency of somatic CDH1 alterations, but low frequency of somatic RHOA mutations compared with late-onset cancers. Gastroenterology 153: 536–549, 2017.

[14]Shu Y, Zhang W, Hou Q, et al. Prognostic significance of frequent CLDN18-ARHGAP26/6 fusion in gastric signet-ring cell cancer. Nat Commun 9: 2447, 2018.

[15]Yang H, Hong D, Cho SY, et al. RhoGAP domain-containing fusions and PPAPDC1A fusions are recurrent and prognostic in diffuse gastric cancer. Nat Commun 9: 4439, 2018.

[16]Tanaka A, Ishikawa S, Ushiku T, et al. Frequent *CLDN18-ARHGAP* fusion in highly metastatic diffuse-type gastric cancer with relatively early onset. Oncotarget 9: 29336–29350, 2018.

[17]McLean MH, El-Omar EM. Genetics of gastric cancer. Nat Rev Gastroenterol Hepatol 11: 664–674, 2014.

[18]Shinmura K, Kohno T, Takahashi M, et al. Familial gastric cancer: clinicopathological characteristics, RER phenotype and germline p53 and E-cadherin mutations. Carcinogenesis 20: 1127–1131, 1999.

[19]Tanikawa C, Kamatani Y, Toyoshima O, et al. Genome-wide association study identifies gastric cancer susceptibility loci at 12q24.11–12 and 20q11.21. Cancer Sci 109: 4015–4024, 2018.

[20]Ishikawa S, et al. Defined lifestyle and germline factors predispose asian populations to gastric cancer. Sci Adv 6: eaav9778, 2020.

[21]Pucułek M, Machlowska J, Wierzbicki R, et al. *Helicobacter pylori* associated factors in the development of gastric cancer with special reference to the early-onset subtype. Oncotarget 9: 31146–31162, 2018.

[22]Sahasrabudhe R, Lott P, Bohorquez M, et al. Germline mutations in PALB2, BRCA1, and RAD51C, which regulate DNA recombination repair, in patients with gastric cancer. Gastroenterology 152: 983–986, 2017.

[23]Hansford S, Kaurah P, Li-Chang H, et al. Hereditary diffuse gastric cancer syndrome: CDH1 mutations and beyond. JAMA Oncol 1: 23–32, 2015.

Summary

Genomic Analysis of Scirrhous Gastric Cancer

and its Pathophysiology

Shumpei Ishikawa[1]

Recent cancer genome sequencing has revealed the relative position of scirrhous gastric cancer from the genomic viewpoint. In 2014, the diffuse-type-specific Ras homolog family member A mutation was identified, and its genomically stable subtype with the least number of somatic mutations, such as single-nucleotide variant and copy number variation, was shown to greatly overlap with diffuse-type gastric cancer. Scirrhous gastric cancer has been strictly classified as the early-onset Borrmann type 4 gastric cancer ; however, genomic analysis suggested that although there are certain differences in the frequency of driver gene mutations from broadly defined diffuse-type gastric cancer, these two categories have no essential differences and are in a continuous disease spectrum. Furthermore, a recent application of large-scale diffuse-type gastric cancer genome sequencing has revealed that CDH1 mutations are unexpectedly frequent in the Japanese population.

[1]Department of Preventive Medicine, Graduate School of Medicine, the University of Tokyo, Tokyo.

回顾分析硬化型胃癌 1 例

丸山 保彦 [1]

吉井 重人

景冈 正信

大甾 昭彦

寺井 智宏

星野 弘典

山本 晃大

矢野 庄悟

稻垣 圭佑

山田 裕

摘要 ● 通过内镜回顾一例起源于幽门腺区域并导致幽门狭窄的硬化型胃癌病例，并进行了探讨。一般来说，硬化型胃癌的诊断有以下 3 点：①黏膜皱襞的走行异常，如肿胀、曲折、横行皱襞；②胃壁增厚、变硬；③原发灶的糜烂、溃疡。这是一个捕捉到皱襞变化到伸展不良的经过以及原发灶初始图像的珍贵病例。胃体皱襞的变化在肿胀前是走行异常，最初的病变通常可观察到褪色的平坦区域，色素图像中存在微沟状微小凹陷。

关键词 ▌硬化型胃癌　内镜诊断　幽门狭窄

[1] 藤枝市立总合病院消化器内科　　〒 426-8677 藤枝市骏河台 4 丁目 1-11
E-mail : yasu-maruyama@hospital.fujieda.shizuoka.jp

前言

　　硬化型胃癌有两种类型：LP（leather bottle）型胃癌，起源于胃底腺区域，使胃体像皮瓶一样变窄，以及另一种起源于幽门腺并广泛浸润的类型，导致幽门狭窄。在内镜诊断中，3 个发现很重要：①异常皱襞；②胃壁增厚和硬化；③糜烂、溃疡的形成。本文介绍了一例起源于幽门腺区域并且能够回顾其初始图像和过程的病例。

案例

　　患　者：70 几岁，男性。

　　主　诉：呕吐，食欲不振，体重下降。

　　病　史：高血压。

　　生活史：吸烟 20 支 / 天（20 ～ 45 岁），喝酒 100mL/d（20 岁至今）。

　　现病史：患有因胃炎在本院于 X-6 年至 X-3 年接受上消化道内镜检查（Esophago gastroduo

denoscopy，EGD）。从 X-2 年开始，一直在附近医院接受 EGD 和高血压治疗。X 年 6 月因上述主诉，到笔者所在医院（本院）就诊。

　　体检结果：身高 152cm，体重 48kg，血压 128/77mmHg，脉搏 70 次 /min，眼结膜无黄染及苍白，腹部平坦，可触及质软肿块，剑突下压痛，浅表淋巴结无触及。

　　血液检查：血细胞计数及生化检查未见明显异常，肿瘤标志物 CA19-9 43.7U/ml，轻度异常。

1. 诊断时的影像学检查结果（图1，图2）

　　EGD　在胃体部正镜观察（**图 1a、b**）中发现充气时存在皱襞肿胀、伸展不良和点状发红，在胃窦部（**图 1c、d**）观察到后壁有皱襞集中像的褪色凹陷，考虑是原发灶。

　　胃 X 线造影检查结果　在立位充盈像（**图 2a**）中，观察到从胃窦到胃体的伸展不良，并且由于胃窦扩张不良而表现出幽门狭窄。胃窦的压迫像（**图 2b**）显示不规则的凹陷，考虑

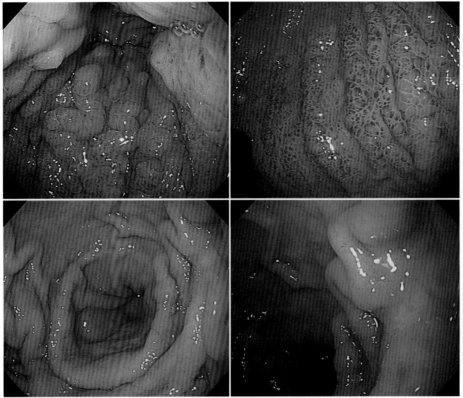

a	b
c	d

图1 X年6月诊断时的EGD图像

a、b 俯视观察胃体部。伸展不良和皱襞肿大，点状发红。

c、d 观察到胃窦后壁有皱褶集中像颜色偏白的凹陷，考虑是原发病变。

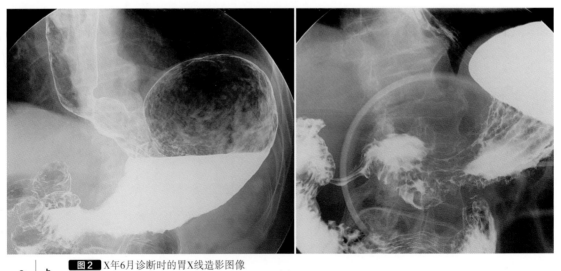

a	b

图2 X年6月诊断时的胃X线造影图像

a 立位充盈像。从胃窦到胃体下部伸展不良，幽门狭窄。

b 胃窦部的压迫像。可见一个不规则的凹陷，考虑是原发病变。

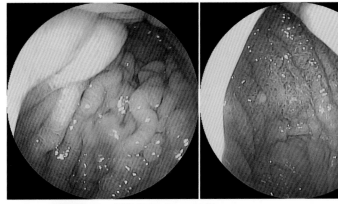

图3 X年1月附近医院的EGD图像
a 胃体中部大弯处的皱襞曲折肿胀。
b 胃体上部大弯处的皱襞呈红色且壁的伸展性降低。

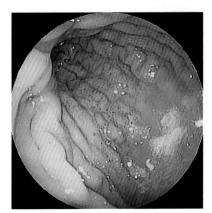

图4 X-1年11月时附近医院的EGD图像。胃体大弯处的皱襞曲折、肿胀，不能分开，伸展性降低

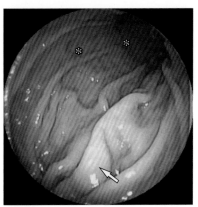

图5 X-2年12月时附近医院的EGD图像。胃体前壁的皱襞几乎正常走行，但大弯侧后壁附近的皱襞部分曲折肿胀（黄色箭头）。胃体下部的皱襞部分呈直线状，缺乏平滑度（*标记）。胃壁整体的伸展性还是得到了一定程度的保持

是原发病变。

病理检查结果 在从胃窦凹陷处钳取的活检标本中发现了印戒细胞。对胃体肿胀和强烈发红的活组织检查未检测到癌细胞。

2. 经过回顾

据上述影像学表现，诊断为以胃窦后壁为原发灶的进展期硬化型胃癌。诊断前X年1月至X-2年的EGD是在附近医院进行了4次，X-3年至X-6年在本院进行了4次，共8次。从最近的开始，依次回顾了过去6年的内镜图像。

附近医院的EGD图像（X年1月，图3）
胃体中部大弯处的皱襞曲折肿胀（图3a），胃体上部大弯处的皱襞呈红色且壁的伸展性降低（图3b）。在肿胀皱襞的活组织检查中没有检测到癌细胞。

附近医院的EGD图像（X-1年11月，图4） 胃体大弯处的皱襞曲折、肿胀，不能分开，伸展性降低。

附近医院的EGD图像（X-2年12月，图5） 胃体前壁的皱襞几乎正常走行，但大

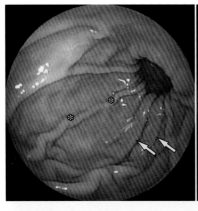
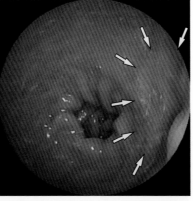

图6 X-2年3月时附近医院的EGD图像

a 胃体前壁的皱襞比较光滑，没有肿胀。大弯后壁附近的皱襞稍肿，走行不平滑，有直的部分，分离差（黄色箭头），提示局部伸展性差。胃体下部有一部分皱襞是直的，缺乏光滑度（*标记）。

b 胃窦区域可见蠕动，在后壁（黄色箭头）可以看到苍白的褪色状凹陷斑块。

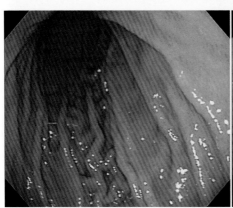
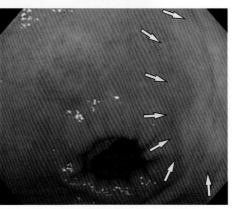

a | b 图7 X-3年9月本院的EGD图像

a 充气不足，难以指出胃体皱襞异常。

b 胃窦后壁有一块扁平的褪色区域，但边界不清（黄色箭头）。

弯后壁附近的皱襞部分曲折肿胀（图5，黄色箭头）。胃体下部的皱襞部分呈直线状，缺乏平滑度（图5，*标记）。胃壁整体的伸展性还是得到了一定程度的保持。

附近医院的EGD图像（X-2年3月，图6） 胃体前壁的皱襞比较光滑，没有肿胀。大弯后壁附近的皱襞轻微肿胀，走行不平滑，有直线部分，分离差（图6a，黄色箭头），提示局部伸展不良。此外，如图5所示，在胃下部发现了一些线性且缺乏平滑的皱襞（图6a，*标记）。胃窦可见蠕动，但回顾性观察时，在后壁可以看到发白的褪色样凹陷（图6b，黄色箭头）。

本院EGD图像（X-3年9月，图7） 因充气不足，无法评价伸展性，因此无法指出

胃体皱襞异常（图7a）。胃窦后壁有一扁平褪色区域，但边界不清（图7b，黄色箭头）。

本院的EGD图像（X-4年8月，图8） 胃体皱襞充分伸展，走行平滑（图8a）。胃窦后壁有一个边界不清的褪色区（图8b、c，黄色箭头），在色素图像上的褪色区可见轻微的沟状小凹陷（图8d，*标记）。之后，进行了活检，但没有检测到印戒细胞癌（稍后描述）。

复查了本院11月X-5和11月X-6日的EGD影像，但由于胃窦的蠕动以及周围区域萎缩，难以指出褪色区。

3. 每个特征性表现的变化

关于胃壁伸展性从2年前开始到诊断时，将和胃体大弯皱襞的表现按顺序排列，与4年前的图像相比，胃窦后壁的表现被认为是原发

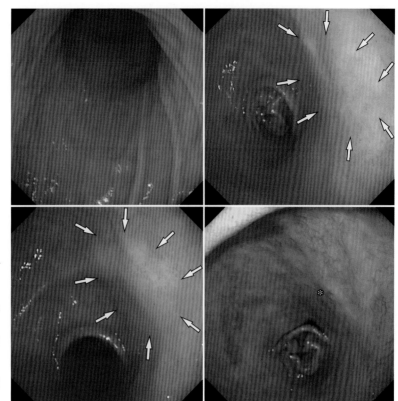

a	b
c	d

图8 X-4年8月本院的EGD图像
a 胃体的皱襞完全伸展，走行平滑
b、c 普通内镜图像。胃窦后壁有边界不清的褪色区（黄色箭头），伴有痉挛。
d 染色图像。在褪色区域观察到轻微的沟状小凹陷（*标记）。

灶。

1）胃体的伸展性（**图9**）

　　直到 X-2 的 3 月（**图9a**）和 12 月（**图9b**），怀疑部分皱襞伸展不良，但整体伸展性似乎得以保持。截至 X-1 年 11 月（**图9c**），明显伸展不良，可怀疑为硬化型胃癌。这一发现随着从 X 年 1 月（**图9d**）到 6 月（**图9e**）的进展而逐渐恶化。

2）胃体大弯侧皱襞的变化（**图10**）

　　直到 X-2 的 3 月（**图10a**）和 12 月（**图10b**），部分褶皱出现拉直、走行异常、局部肿胀，但大部分褶皱正常。在 X-1 年 11 月（**图10c**），褶皱明显肿胀、弯曲和红色。X 年 1 月（**图10d**）也观察到横向皱襞，6 月诊断时（**图10e**），在肿胀的皱襞上被白色凹槽隔开的不均匀胃小区中发现密集小红点。

3）胃窦后壁原发灶（**图11**）

　　从确诊时的胃透视 X 线造影表现（**图2b**）和内镜表现（**图1c、d**）来看，胃窦后壁凹陷被认为是原发灶，将 4 年前这部分观察到的所有结果与确诊时的结果进行了比较。

　　4 年前常规观察（**图11a**），可见褪色有轻微皱缩，但未见明显凹陷。在着色图像中，可以识别出轻微的沟状微小凹陷（**图11b、c**，*标记），并且从活检图像中可以看出活检部位在其前方（**图11c**，黄色箭头）。该褪色区域与确诊时观察到的皱缩的凹陷（**图11d**）重合，被认为是原发灶的初始图像。

结果分析

　　硬化型胃癌的典型特征是非局部形态，无肿块，无明显溃疡，胃壁因癌细胞浸润和纤维化而增厚变硬，管腔变窄。大多数组织学类型为未分化和低分化，对应于《胃癌处理规范》中宏观分类 4 型。其特征是尽管原发灶溃疡很小，但仍会导致广泛的癌症浸润和纤维增生的

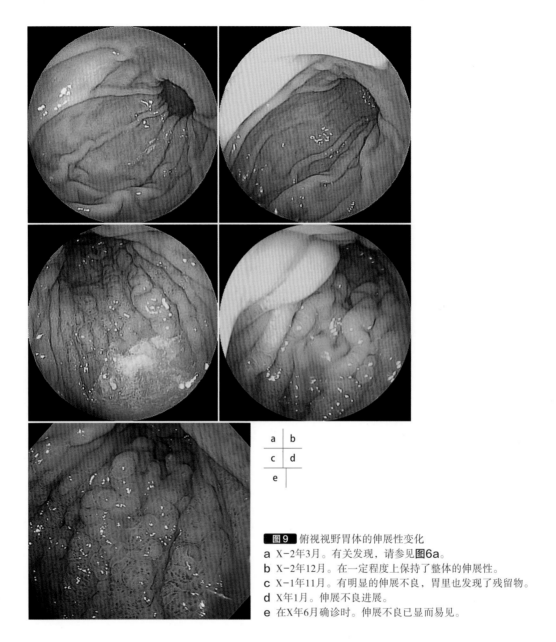

a	b
c	d
e	

图9 俯视视野胃体的伸展性变化

a X-2年3月。有关发现,请参见**图6a**。

b X-2年12月。在一定程度上保持了整体的伸展性。

c X-1年11月。有明显的伸展不良,胃里也发现了残留物。

d X年1月。伸展不良进展。

e 在X年6月确诊时。伸展不良已显而易见。

发育进展方式。

在硬化型胃癌中,以胃底为原发灶位置,胃体变窄如皮革瓶的类型称为 LP 型胃癌,而从幽门腺发展的类型皱襞变化小于 LP 型,容易发生幽门狭窄。事实上,本例主要表现为幽门狭窄。胃体部也出现扩张不良、皱襞肿大和走行异常,这是因为幽门区域发生的癌及其伴随的纤维化广泛浸润黏膜下,并广泛侵犯胃体部。

一般来说,硬化型胃癌的诊断如下:①黏膜皱襞肿胀、曲折和横向运行(华夫饼样);②胃壁增厚和变硬;③糜烂和原发灶溃烂。这些观察需要足够的充气,在怀疑为硬化型胃癌的情况时建议镇静下进行检查。本病例明确具备以上 3 点变化。回过头来看,根据皱襞和可伸展性的发现,至少在诊断前 7 个月,内镜图像(**图4**)可以怀疑为硬化型胃癌。肿胀皱襞

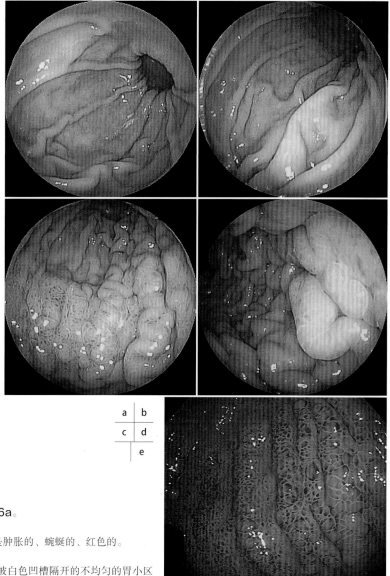

a	b
c	d
	e

图10 胃体皱襞的比较

a X-2年3月。有关发现，请参见**图6a**。

b X-2年12月。结果见**图5**。

c X-1年11月。显然，整个褶皱都是肿胀的、蜿蜒的、红色的。

d X年1月。可见横向折叠。

e X年6月的诊断。在肿胀的皱襞上被白色凹槽隔开的不均匀的胃小区中有许多小红点。

上的多个发小红斑对应的是被白沟隔开的胃小区，胃小区大小不均。我们有时在晚期硬化型胃癌的皱襞中可见这些发现。此外，可以确认在皱襞伸展不良和肿胀之前可观察到皱襞的走行异常（**图5**，**图6a**）。

在硬化型胃癌中，癌组织未暴露于黏膜表面，而是浸润黏膜下，因此活检常呈阴性。为了通过活检证明癌，有必要寻找和活检暴露

癌的原发灶。在这种情况下，**图2b** 所示的胃窦后壁凹陷被认为是原发灶，但回头看，从诊断前4年开始就可以指出（**图8b ~ d**，**图11a ~ c**）。原发灶为正常观察有局部褪色的平坦区域，并伴有沟状微凹陷，可在染色图像中识别。检查时注意到了这一发现，但由于活检部位略微向口侧移位，因此无法检测到癌细胞（**图11c**）。局部褪色区暗示是未分化胃癌，

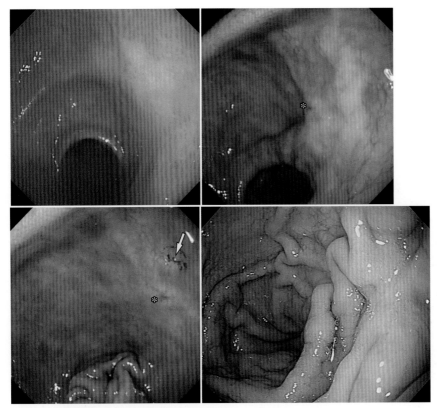

a	b
c	d

图11 胃窦后壁原发灶的变化

a X-4年的正常内镜图像。有关发现，请参见**图8c**。

b 染色图像。在褪色区域（*标记）可以识别出轻微的沟状微小凹陷。

c 活检后的图像。（黄色箭头）在褪色区域的凹陷（*标记）是之前活检部位。

d 在X年6月确诊时观察到的胃窦后壁有原发灶的皱襞。它与a到c的褪色区域重合。

被认为是形成清晰的凹陷之前的状态。目前，通过放大观察可以更接近准确诊断。也就是说，未分化型胃癌停留在腺颈部的部分是窝间部的增大和窝间部内的微血管不整，露出表面的区域是表面结构的消失和微血管不整，从而可以被观察到。

请记住本病例典型的硬化型胃癌影像学表现，以及原发灶早期皱襞改变和早期病变的表现。

结语

我们介绍了一例起源于幽门腺区域的硬化型胃癌。通过回顾分析可以确认皱襞随时间的变化，原发灶的初始图像，希望这个珍贵的病例可以为今后的诊疗作参考。

参考文献

[1]中村恭一，菅野晴夫，杉山憲義，他．胃硬癌の臨床的ならびに病理組織学的所見．胃と腸 11: 1275–1284, 1976.

[2]丸山保彦，景岡正信，永田健，他．スキルス胃癌の特徴と診断の基本—内視鏡の立場から．胃と腸 45: 445–455, 2010.

[3]中島寛隆，河内洋，榊信廣．スキルス胃癌の内視鏡診断．外科 81: 16–21, 2019.

[4]浜田勉．スキルス胃癌と鑑別を要する形態所見からみて．胃と腸 45: 418–421, 2010.

[5]堀内裕介，藤崎順子，山本智理子，他．早期胃癌の範囲診断—範囲診断困難例とその臨床的対応 未分化型胃癌：印環細胞癌．H. pylori未感染例と現感染例・除菌例の比較．胃と腸 55: 42–49, 2020.

Summary

Retrospective Investigation of a Case of Scirrhous Gastric Carcinoma, Report of a Case

Yasuhiko Maruyama[1], Shigeto Yosh II,
Masanobu Kageoka, Akihiko Ohata,
Tomohiro Terai, Hironori Hoshino,
Koudai Yamamoto, Shougo Yano,
Keisuke Inagaki, Yutaka Yamada

The purpose of this case study was to do a retrospective analysis of the endoscopic findings of a scirrhous gastric carcinoma derived from the pyloric gland region and causing pyloric stenosis. In general, the diagnosis of scirrhous gastric cancer relies particularly on the following three points: (1) swelling of mucosal folds and abnormal running such as meandering and lateral folds, (2) thickening and hardening of the stomach wall, and (3) erosion and ulceration of the primary lesion. This case was particularly informative since the initial image allowed observation of the primary lesion before the appearance of the fold features and poor extension were observed. By white light observation, the initial lesion was recognized as a flat area with a fading tone, and dye-spraying revealed a slight groove-shaped micro-depression in the area.

[1]Department of Gastroenterology, Fujieda Municipal General Hospital, Fujieda, Japan.

根除幽门螺杆菌后发现的硬化型胃癌 1 例

十仓 淳纪 [1]

并河 健

藤崎 顺子

河内 洋 [2]

中岛 宽隆 [3]

榊 信广

摘要●患者50多岁，男性。5年前接受了 *H.pylori* 的除菌疗法，之后每年接受上消化道内镜检查（EGD）的随访。除菌5年后进行的EGD中被指出是4型进展胃癌被介绍到笔者所在医院（本院）。内镜检查结果显示黏膜皱襞肿胀伴糜烂，主要发生在胃体大弯处。腹腔镜检查显示CY0P0，因此进行了开腹全胃切除术。包括病理诊断在内的最终术后诊断为T4aN3bM0、fStage Ⅲ c。回顾病变前一年进行的EGD，没有发现提示肿瘤病变的发现。*H.pylori* 根除后未分化腺癌的临床特征尚不明确，*H.pylori* 根除后进展期4型胃癌的报道也极少。该病例是一个值得注意的病例，尽管进行了年度监测，但仍被发现为4型进展期胃癌，我们通过加上文献综述进行报告。

关键词 硬化型胃癌 除菌后 4 型进展期胃癌 监测

[1] がん研究会有明病院消化器内科，内視鏡診療部 〒135-8550 東京都江東区有明 3 丁目 8-31 E-mail : jyunki.tokura@jfcr.or.jp
[2] 同 病理部
[3] 早期胃癌検診協会

前言

2013 年，针对 *H.pylori* 胃炎的除菌疗法被追加批准为医疗保险适用，通过 *H.pylori* 除菌介入预防胃癌的证据到目前为止有很多，而在临床上除菌后发现的胃癌也不在少数。此外，*H.pylori* 根除后抑制癌变发展的报道仅限于分化型腺癌，对未分化型腺癌的抑制作用尚不清楚。这一次，作者报告了一个病例是尽管在除菌后进行了年度监测，但仍被发现为 4 型晚期胃癌。

案例

患 者：50 多岁，男性。

主 诉：无特殊。

病 史：心绞痛、高血压。

目前病史：根除幽门螺杆菌后，每年进行上消化道内镜检查（Esophago gastroduo denoscopy，EGD）随访。根除 5 年后行 EGD，发现胃部病变，转诊至本院详细检查治疗。

现病：无明显异常。

血液检查结果：无明显异常发现。抗 *H.pylori*-IgG 抗体 4.5U/mL。

上消化道 X 线造影检查结果 从胃体中部到上部大弯侧观察到不规则的皱襞肿胀。胃壁伸展相对保持（**图 1**）。

EGD 表现 从胃体上部到胃体下部，大

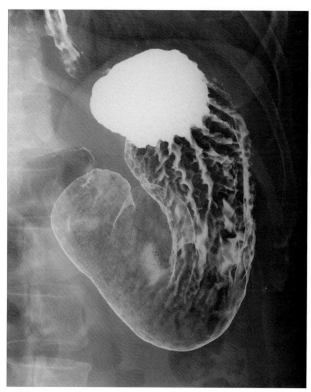

图1 上消化道X线检查

弯黏膜皱襞呈肿胀曲折状（**图2a～c**），是硬化型胃癌的表现。从胃窦到胃体小弯侧的壁伸展性较好，是萎缩性胃炎 C-3 的表现（**图2d、e**）。胃体中部大弯处散在不规则糜烂，同一部位活检显示未分化腺癌，包括印戒细胞癌。诊断为原发灶位于胃体中部大弯处的 4 型晚期胃癌，行腹腔镜检查，结果为 CY0P0。

基于以上结果，术前诊断为 cT4N1M0、cStage Ⅲ 期，行开腹全胃切除术。

切除标本的肉眼观察 全胃切除标本（**图3**），皱襞肿胀和曲折主要发生在胃体，但整个胃的硬化和收缩不那么明显。在胃体中部的大弯处发现了一个小的不规则溃疡，被认为是原发灶位置（**图3a，黄色箭头**）。

切除标本的组织病理学发现 组织病理学上，印戒细胞癌和低分化腺癌侵袭性扩散到整个胃体并伴有纤维化（**图4a～c**）。在胃体中部大弯的 10mm 的凹陷处观察到侵及黏膜下

层的溃疡形成，这被认为是原发灶位置，并且在边缘的黏膜中观察到表明它是原发灶的癌成分（**图4d**）。此外，在黏膜肌层正下方观察到明显的淋巴管侵犯，其中观察到中分化管状腺癌的成分（**图4e**）。大部分病灶以黏膜下层为主，呈硬癌表现，黏膜肌层及黏膜下层纤维化程度高，可见单个细胞及小巢性癌浸润。标本**图5**，黏膜下中深层可见低分化腺癌伴纤维化，与黏膜肌层轻微粘连。背景黏膜是保存完好的胃底腺黏膜，几乎没有萎缩。

综上所述，病理诊断为 UM, Circ, Type 4, 200mm×180mm，腺癌，por2 > sig > tub2，pT（SE），INFc，Ly1c，V1a，pPM0，pDM0，pN3b（18/59），最终诊断为 T4aN3bM0、fStage Ⅲ c 期。

术后过程 术后进行了辅助化疗，患者术后 8 个月未复发。目前门诊随诊。

在发现胃癌前一年由上一位医生进行的

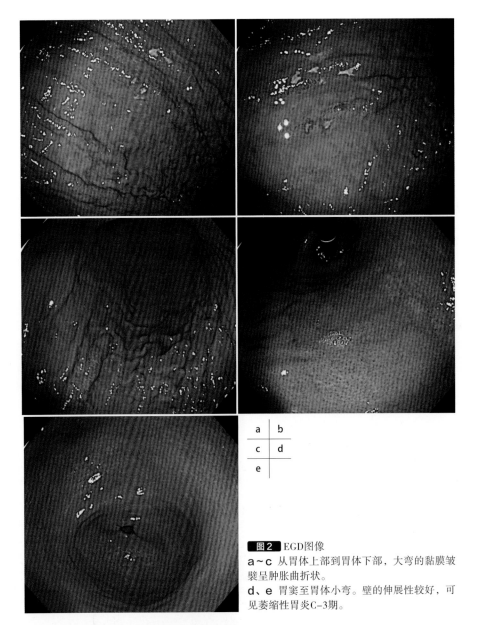

a	b
c	d
e	

图2 EGD图像

a~c 从胃体上部到胃体下部，大弯的黏膜皱襞呈肿胀曲折状。

d、e 胃窦至胃体小弯。壁的伸展性较好，可见萎缩性胃炎C-3期。

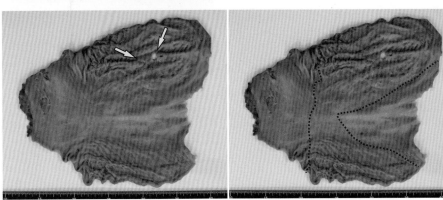

a	b

图3 切除标本的肉眼观察图

a 皱襞的肿胀和曲折主要在胃体中部。在胃体中大弯处发现一个小的不规则溃疡，被认为是原发灶位置（黄色箭头）。

b 肿瘤进展的范围由红色虚线表示。

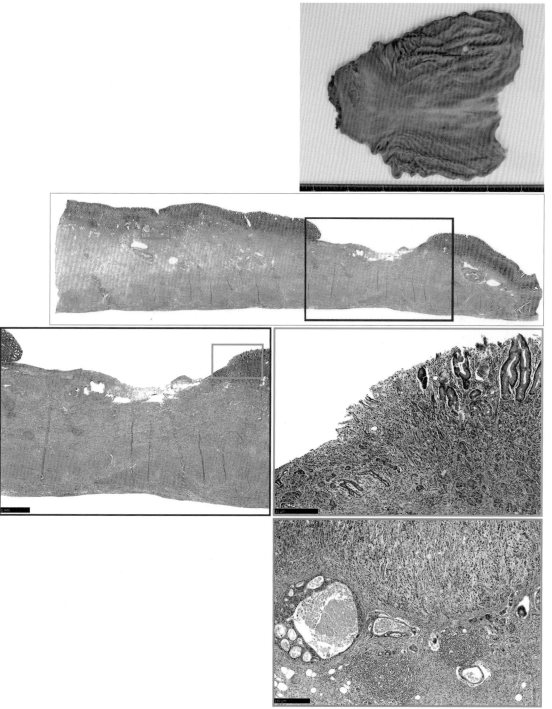

图4 病理组织图

a 切除的标本。

b 凹陷处（a的红线部分）的放大图像。

c 凹陷周围（b中的红色框）的弱放大图像。凹陷周围的区域间质伴随着大量的纤维化组织。

d 凹陷周围（c中的蓝色框）的强放大图像。黏膜中层见低分化腺癌，提示原发灶。

e b中绿色框的放大图。在黏膜肌层正下方的黏膜下层观察到淋巴管浸润，观察到中分化管状腺癌的成分。

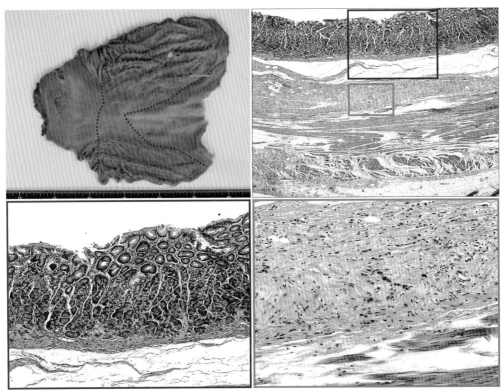

图5 病变边缘的组织病理学图像

a	b
c	d

a 切除的标本。

b 病变周围部分（a中的蓝线）的弱放大图像。纤维化保留在黏膜下层中至深层。

c 黏膜表层（b中红色框），只有几乎未萎缩的黏膜，未发现肿瘤。

d b中绿色框的放大图。低分化腺癌的成分浸润到黏膜下层并伴有纤维化。

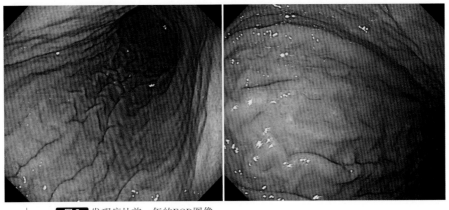

a	b

图6 发现病灶前一年的EGD图像

EGD未发现与原发灶相对应的0-Ⅱc型病变（**图6**）。

结果分析

关于 *H.pylori* 根除后的胃癌，Fukase 等报道了 *H.pylori* 根除组异时性多发性胃癌得到控制，但仅限于内镜治疗病例，多为分化型腺癌。

在本病例中，根除 *H.pylori* 后，在上一位医生处进行年度筛查 EGD。本次发现的被认为是 4 型病变的原发灶位置，通过对其 1 年前 EGD 时拍摄的内镜图像重新评估，没有发现提示肿瘤性变化的明确发现（**图6**）。在分化的腺癌中，Wong 等研究表明在 *H.pylori* 感染者中，对比非除菌组，根除 *H.pylori* 起到抑制肿瘤生长的作用。在本例中检测到未分化腺癌，临床判断为 1 年内发生，可以说进展迅速。*H.pylori* 根除疗法对未分化腺癌或硬化型胃癌的影响被认为是未来研究的课题。

本病例可以说是具有典型的硬化型胃癌特征，低分化腺癌伴有丰富的纤维间质浸润扩散，占病变的大部分，但如**图4e**所示，还发现了中度分化的腺癌成分。除菌后检出硬化型胃癌仅有 1 例报告，尚无对大量病例进行详细检查的报告。除菌后发现硬化型胃癌是单纯的未分化腺癌起源，还是从腺管形成腺癌再转变为低分化腺癌，有待进一步研究。

已有报道，*H.pylori* 感染者胃体萎缩严重，发生胃癌的风险较高，随着内镜下胃黏膜萎缩的进展，胃癌检出率升高。但是，包括本次介绍的病例在内，本院所经治的除菌后 4 型胃癌患者比未除菌患者出现更多的封闭型萎缩性胃炎。Kobayash 等对 *H.pylori* 根除后的胃癌进行分类：①除菌前存在但被忽视，在除菌后被发现的胃癌；②除菌后内镜无法观察到的癌，经过几年后才被发现；③除菌前不存在，除菌后发现的胃癌。该病例不属于①类，属于②类或③类的可能性很大。另外，在 *H.pylori* 根除后的患者接受了本院的定期随访，也发现了经过除菌后 24 年被诊断为 4 型进展期胃癌的病例，在这种情况下，考虑为③类。因此，可以说，即使在根除幽门螺杆菌感染后，仍应考虑发生与 *H.pylori* 感染无关的癌发展的可能性，但对于癌变是否为过去 *H.pylori* 感染期间有癌变或癌前病变的影响，这也是未来需要研究的课题。也有报道称，对除菌后黏膜轻度萎缩的患者进行长期随访显示，发生未分化腺癌的风险高于分化腺癌。尽管对根除 *H.pylori* 后的监测间隔和持续时间尚无明确共识，但有人建议，每年都行监测，无论萎缩程度如何，均不应设定观察限值。

结语

我们介绍了一例根除 *H.pylori* 后发现的硬化型胃癌病例。*H.pylori* 除菌后未分化腺癌或硬化型胃癌的临床特征尚不清楚，希望未来积累更多的病例。

参考文献

[1] Fukase K, Kato M, Kikuchi S, et al. Effect of eradication of *Helicobacter pylori* on incidence of metachronous gastric carcinoma after endoscopic resection of early gastric cancer: an open-label, randomized controlled trial. Lancet 372: 392–397, 2008.

[2] Ogura K, Hirata Y, Yanai A, et al. The effect of *Helicobacter pylori* eradication on reducing the incidence of gastric cancer. J Clin Gastroenterol 42: 279–283, 2008.

[3] Wong BC, Lam SK, Wong WM, et al. *Helicobacter pylori* eradication to prevent gastric cancer in a high-risk region of China: a randomized controlled trial. JAMA 291: 187–194, 2004.

[4] 永田豊、蔵原晃一、松本由華、他. *Helicobacter pylori* 除菌後スキルス胃癌を呈した鳥肌胃炎の1例. 胃と腸 47: 1685–1694, 2012.

[5] Matsuo T, Ito M, Takata S, et al. Low prevalence of *Helicobacter pylori*–negative gastric cancer among Japanese. Helicobacter 16: 415–419, 2011.

[6] Masuyama H, Yoshitake N, Sasai T, et al. Relationship between the degree of endoscopic atrophy of the gastric mucosa and carcinogenic risk. Digestion 91: 30–36, 2015.

[7] 小林正明、星隆洋、森田慎一、他. 先進の診断内視鏡による *H. pylori* 除菌後胃癌診断. 日消誌 113: 235–244, 2016.

[8] Take S, Mizuno M, Ishiki K, et al. Risk of gastric cancer in the second decade of follow-up after *Helicobacter pylori* eradication. J Gastroenterol 55: 281–288, 2020.

Summary

Scirrhous Gastric Cancer Detected after *Helicobacter Pylori* Eradiation, Report of a Case

Junki Tokura[1], Ken Namikawa,
Junko Fujisaki, Hiroshi Kawachi[2],
Hirotaka Nakashima[3], Nobuhiro Sakaki

A 50-year-old male underwent *H. pylori* (*Helicobacter pylori*) eradication treatment five years ago and every year after that treatment, he was undergoing follow-up by EGD (esophagogastroduodenoscopy). Five years after the eradication of *H. pylori*, the EGD reports revealed advanced type 4 gastric cancer, and thus he was referred to our hospital. The endoscopic reports showed swelling of the mucosal fold with erosion mainly at the greater curvature of gastric body. Staging laparoscopic examination revealed CY0P0, and total gastrectomy was performed. Microscopic examination revealed T4aN3bM0 ; pStage Ⅲc. Although EGD was performed one year before the cancer was indicated, no indications of neoplastic lesion could be detected. Clinical characteristics of undifferentiated-type carcinoma after *H. pylori* eradication are uncertain. Moreover, there are very few reports of scirrhous gastric cancer cases after *H. pylori* eradication. This is an important case in which advanced type 4 gastric cancer was pointed out despite yearly monitoring.

[1]Department of Gastroenterology, Cancer Institute Hospital, Tokyo.
[2]Department of Pathology, Cancer Institute Hospital, Tokyo.
[3]Foundation for Detection of Early Gastric Carcinoma, Tokyo.

体表超声有助于硬化型胃癌的诊断

甾 二郎 [1]

今村 祐志

真部 纪明

藤田 穰

松本 启志 [2]

梅垣 英次

盐谷 昭子

秋山 隆 [3]

森谷 卓也

春间 贤 [4]

摘要 ●患者是一名80多岁的男性。主诉食欲不振和体重减轻。体表超声显示连续弥漫性胃壁增厚和硬化，从胃体到胃窦保留整个胃的分层结构，管腔明显变窄，尤其是在幽门。上消化道内镜检查也显示胃壁伸展不良和皱襞增厚，但3次活检均为阴性。进行了全胃切除术，最终诊断为硬化型胃癌（por＞sig），超声检查很好地反映了组织病理学结果。有人提出体表超声是一种对筛查和诊断硬化型胃癌的有用的辅助诊断方法。

关键词　硬化型胃癌　体表超声　胃壁增厚　层次结构　胃壁硬化

[1] 川崎医科大学检查诊断学　〒701-0192 倉敷市松島 577
[2] 同　食管胃肠内科
[3] 同　病理学
[4] 同　総合内科学 2

前言

在硬化型胃癌的诊断中，胃腺区 0-Ⅱc 被认为是胃癌亚型之一 LP 型胃癌的初始表现，采用超声（ultrasonography，US）很难被检测。虽然困难，但在几乎透壁变化的进展期癌症状态下，检测和诊断却变得相当容易。另一方面，虽然内镜怀疑为硬化型胃癌时活检呈阴性的情况并不少见，在这种情况下，US 也可以成为一种强力的辅助诊断方法。

在本文中，我们介绍了普通活检难以诊断的病例。

案例

患　者：80 多岁，男性。

主　诉：食欲不振，体重减轻。

现病史：约 2 个月前开始食欲不振，近 1 个月体重减轻约 7kg，就诊于附近医院。腹部平扫 CT 扫描显示胃部明显扩张，幽门狭窄，遂将患者转诊至笔者所在医院（本院）。

入院时症状：身高 157cm，体重 51kg。生命体征未见异常，触诊腹部平软，无压痛或反跳痛。

入院时血液生化检查结果：Hb 9.2g/dL（MCV 89.8fL）确认贫血。除此之外，没有发现包括肿瘤标志物在内的显著异常。

EUS 表现　从胃体到胃窦区观察到连续和弥漫的胃壁增厚，在胃体中观察到大量残留物（**图 1a**）。用高频（7MHz）探头观察胃窦短轴图像显示周围管腔增厚变窄（**图 1b**），长轴图像显示幽门处管腔变窄明显（**图 1c**）。层次结构得以保留，但各层不规则加厚，各层间的界线略显不清晰。此外，应力弹性成像（一种显示对应力的扭曲方法）显示胃壁冷色调且非常坚硬（**图 1d**）。

根据这些发现，强烈怀疑硬化型胃癌。由

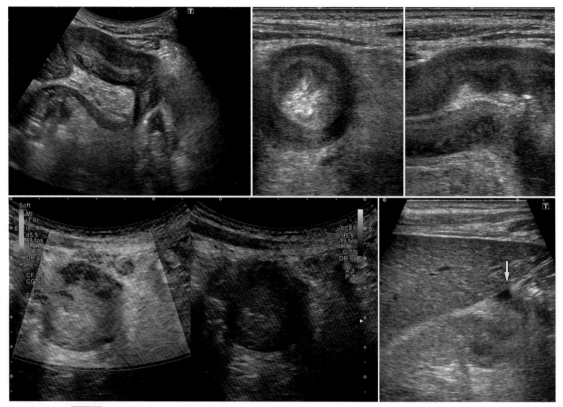

图1 EUS表现

a 胃的超声图像。从胃体到胃窦观察到连续弥漫性胃壁增厚，胃内也观察到大量残留物。

b 胃窦的短轴图像。四周均观察到层次结构保持的壁增厚。

c 同一部分的长轴图像。显示了每层不规则增厚和管腔变窄。

d 胃窦横截面图像的应力弹性成像（右侧的监视器图像）。发现胃壁以冷色为代表，对压力的应变小，变硬。

e 右肋间扫描的超声图像。观察到轻微腹腔积液（黄色箭头）。

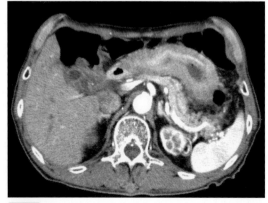

图2 对比增强CT图像。观察到从胃角到胃窦区域的连续弥漫性增厚

于在肝右叶正下方观察到极少量腹腔积液（**图1e**），怀疑有腹膜播散的可能性，但没有明确的播散性结节。

CT表现 胃体至幽门周壁增厚明显，对比效果也增强。所以不能排除浸润情况，因为它与胰腺广泛接触（**图2**）。

胃镜检查结果 胃内积有食物残渣，影响观察，但整个胃体大弯皱襞增厚变红。充气扩张不良，幽门环变窄，内镜难以通过（**图3**）。从胃窦进行了6次活组织检查，所有这些都在第1组中。

术前检查结果如上，由于临床高度怀疑硬化型胃癌，因此在住院第8天进行了全胃切除

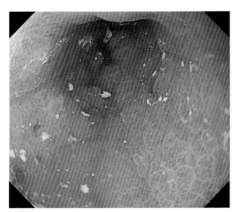

图3 胃内镜图像。观察到胃窦伸展不良和管腔变窄。黏膜表面粗糙

术。开腹时观察到大量腹膜播散，无法进行根治性手术，但肿瘤为全胃肿瘤，无空肠吻合部位，肿瘤本身未侵犯邻近脏器，故选择姑息全胃切除术。

切除标本肉眼观察 整个胃壁呈弥漫性增厚和硬化，增厚部分切面呈白色实性（**图4a**）。肿瘤越过幽门环侵入十二指肠，但保留了分层结构（**图4b**）。

组织病理学发现（胃窦） 胃窦的 HE 染色放大镜图像也保留了分层结构（**图4c**），黏膜侧放大图像显示以黏膜下层为中心的纤维化伴癌浸润，但表面黏膜层缺乏癌细胞（**图4d**）。癌细胞穿透固有肌层并到达浆膜表面（**图4e**），癌细胞浸润以分裂固有肌层并伴有纤维化（**图4f**）。

总体上，异型细胞弥漫性浸润增殖，肿瘤单发或呈索状生长并伴有纤维化。肿瘤细胞相对较小，核型不规则，囊泡内含有粘液的异型细胞。最后诊断为，胃癌、4 型、por > sig，pT4a（SE），INFc，pN3a，CY1，H0 和Ⅳ期。

结果分析

在硬化型胃癌中有时会出现阴性活检结果。在这种情况下，如果内镜强烈怀疑硬化型胃癌，则进行复查，可以考虑深挖活检或细针活检等手段，但如果不是强烈怀疑硬化型胃癌，可能

进一步会被忽视直到癌进展。例如，在这种情况下，即使通过内镜高度怀疑硬化型胃癌并进行重复活检，也无法证明存在癌细胞。这时，如果做手术，是良性疾病，那就是所谓的过度手术，但如果真的是硬性胃癌，但是随访，诊断会进一步延误，在某些情况下还会引发诉讼。

胃壁的断层扫描是本病的一种强有力的辅助诊断方法，在本例中，全层的改变强于黏膜表层的改变很显然，但在笔者所在医院在内镜检查前进行超声检查的患者很多，几乎所有的硬化型胃癌都是被超声诊断出来的。

硬化型胃癌的特征性超声表现是层次结构保留和弥漫性胃壁增厚。这反映了癌细胞弥漫性浸润胃黏膜下层，间质反应丰富，但不表现出特异性癌形态的组织病理学改变，本例也表现出特征性发现。**图5** 显示了一例经第三次活检最终确诊的硬化型胃癌，但同样在胃窦区观察到层次结构保留的胃壁增厚。

有几种疾病表现为胃部弥漫性增厚或皱襞肿胀，包括肿瘤性和炎症性，但在包括异尖线虫病在内的急性炎症中，增厚的主要部分是黏膜下层，各层之间的边界清晰，而且每一层都不会像硬化型胃癌那样不规则地增厚。此外，恶性淋巴瘤可作为肿瘤性疾病的主要鉴别目标，但在肿瘤仅停留在表层的情况下，黏膜下层不增厚，层次结构清晰，且在肿瘤扩展至全层的情况下，层次结构一般消失，回声很低。

硬化型胃癌的另一个特点是由于其大量纤维化而非常坚硬，因为硬化型胃癌的词源为希腊语"硬"。可以由内镜检查充气和 X 线造影检查边缘硬化导致的伸展不良，以及超声应力主导性成像来评估。近年来，通过使用剪切波弹性成像（shear wave elastography，SWE）对组织的硬度进行定量评价成为可能，目前肝脏是主要的应用器官，但其在各个器官中的应用值得期待。例如，**图6a** 是胃恶性淋巴瘤的 SWE 图像，剪切波速度为 3.11m/s。在**图6b** 所示的硬化型胃癌中，剪切波速度为 5.43m/s，远高于恶性淋巴瘤。由于组织越硬，剪切波的速

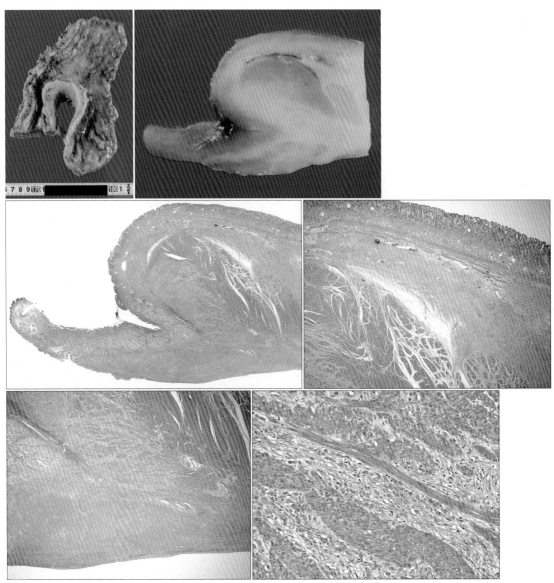

a	b
c	d
e	f

图4 切除标本观察

a 固定标本。整个胃壁变硬变厚。

b 幽门的宏观图像。从胃窦区到十二指肠球部可见增厚，但保留了分层结构。

c 同一部位的HE染色放大镜图像。分层结构保留。

d 黏膜侧HE染色的弱放大图像。从黏膜下层到固有肌层可见严重的纤维化和散在的癌细胞，但黏膜表层缺乏癌细胞。

e 浆膜侧HE染色的弱放大图像。癌细胞和纤维化已经到达浆膜。

f 固有肌层的HE染色强放大图像。癌细胞浸润并固有肌层伴有纤维化。

率越快，因此这里表明，硬化型胃癌比恶性淋巴瘤硬得多。

结语

这样，可以通过超声（US）评估硬化性胃癌的层次结构和硬度，其筛查和病变范围的确

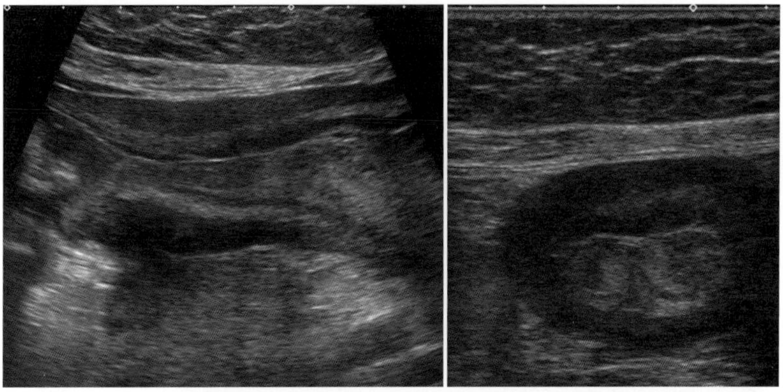

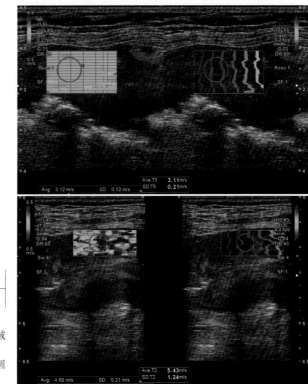

图5 硬化型胃癌特征性超声表现

a 硬化型胃癌病例中胃窦的长轴图像。在胃窦区观察到连续的、弥漫的、分层保留的胃壁增厚。

b 同一部位的短轴图像。类似地，观察到保留的全周性胃壁增厚分层结构。

图6 图像对比

a 胃恶性淋巴瘤的剪切波弹性成像图像。关注区域（圆内）的剪切波速度为3.11m/s。

b 硬化型胃癌的剪切波弹性成像图像。关注区域（圆圈内）的剪切波速度高达5.43m/s，表明组织较硬。

定，以及本次未提及的分期和治疗效果，几乎可以准确地诊断出硬化型胃癌，也有助于判断治疗效果。因此考虑 US 是本病的重要辅助诊断方法。

参考文献

[1]八尾隆史，三浦修，川野豊一，他．胃癌診断における生検診断の現状と問題点．胃と腸　34：1469–1475，1999．

[2]阿部慎哉，長南明道，増田高行，他．胃癌診断における内視鏡下生検の現状．胃と腸　34：1477–1484，1999．

[3]中村恭一，斎藤洋子．スキルス胃癌の臨床病理．最新医　41：951–959，1986．

[4]浜田勉．スキルス胃癌と鑑別を要する形態所見からみて．胃と腸　45：418–421，2010．

[5]畠二郎，今村祐志，眞部紀明，他．スキルス胃癌の特徴と診断の基本—体外式超音波の立場から．胃と腸　45：477–484，2010．

Summary

Sonographic Diagnosis of Scirrhous Gastric Cancer, Report of a Case

Jiro Hata[1], Hiroshi Imamura,
Noriaki Manabe, Minoru Fujita,
Hiroshi Matsumoto[2], Eiji Umegaki,
Akiko Shiotani, Takashi Akiyama[3],
Takuya Moriya, Ken Haruma[4]

A man in his 80s was admitted to our hospital due to anorexia and weight loss. However, physical examination showed no remarkable abnormalities. Most of his laboratory data were within normal limits, except for Hgb (the hemoglobin level) at 9.2g/dL, which was an indication of anemia. The transabdominal ultrasound showed diffuse gastric wall thickening of the whole stomach, accompanied by luminal narrowing. Wall stratification was demonstrable despite irregular thickness of each layer and blurred margins between layers. Moreover, strain elastography showed increased stiffness of the gastric wall. Although the preoperative diagnosis was not confirmed by frequent biopsies, surgical resection was executed, and the result of the histopathological examination of the resected specimen revealed scirrhous gastric cancer (por>sig) . The sonographic feature of the lesion represented the rough histopathological findings of the resected specimen. As introduced in this case, it is not always easy to come up with a definitive diagnosis of scirrhous gastric cancer through a biopsy. Hence, transabdominal ultrasound can be a useful diagnostic method.

[1]Department of Clinical Pathology and Laboratory Medicine, Kawasaki Medical School, Kurashiki, Japan.
[2]Department of Gastroenterology, Kawasaki Medical School, Kurashiki, Japan.
[3]Department of Pathology, Kawasaki Medical School, Kurashiki, Japan.
[4]Department of Internal Medicine 2, Kawasaki Medical School, Kurashiki, Japan.

编辑后记

长浜 隆司　千叶德洲会医院消化器内科·内镜中心

本书主题"硬化型胃癌病理诊断及前沿治疗"由东京都癌症检查中心的入口阳介和千叶德洲会医院的长滨隆司共同策划。大阪医科大学的江头由太郎先生在本策划小组成立前突然离世，为未能与您共事，深感遗憾，衷心表示哀悼。

硬化型胃癌在临床上使用的名称多种多样，如弥漫浸润型、4 型和 LP 型胃癌，本系列图书曾 7 次以各种名称作为主题来阐述。距离最后的主题已经过去了 10 年。目前由于年轻人的 *H.pylori* 感染率降低，除菌治疗引起的背景黏膜的变化等，胃癌的发生率和流行病学也发生了变化，而且现代诊疗技术也有长足的进步。因此策划本书，也是为了阐明目前硬化型胃癌的诊断技术，特别是在准确地找出初期病变、进展度、进行度的诊断技术，以及对尚无良好预后的硬化型胃癌的外科治疗、化学疗法的最前沿方面。

首先，序由长滨执笔。关于硬化型胃癌的各种称呼的语源和历史，可以追溯到 20 世纪 30 年代的著作和文献，在可理解的范围内忠实地阐述。这也是针对一位热心读者就 scirrhus 这个名词所指出的疑问，所做出的很有意义的回答，为此收集所有过去的文献，并忠实于引用的文献。我自己也深刻地了解了平时无意中使用的称呼的语源和历史，这是非常有意义的学习过程，再次深切地感受到，本书不仅有策划者、编辑、执笔者，还有热心读者的支持。

在病理角度的主题上，河内根据病理与临床对硬化型胃癌的认识层面的差异，将其分为"病理硬化型胃癌"和"临床硬化型胃癌"，以免混淆。可以说，目前的临床用法，更符合"临床硬化型胃癌 =LP 型胃癌和幽门狭窄型胃癌"这种模式。

在临床诊断方面，入口从 X 线的角度执笔，小山是从内镜的角度执笔。关于初期图像的表现与之前的报道基本相同，但原发灶的鉴别仍需要仔细观察。从硬化型胃癌的发现率在筛查机构呈下降和在转诊机构呈上升趋势来看，虽说相对无症状的硬化型胃癌初期已经可以在指导机构层面确诊，但一般来说还是很难找到初期病变的图像，而且似乎还表明有很多人没有接受筛查。他们都指出了初期病变黏膜图像与背景黏膜图像之间的差异。对于进展度诊断方面，野津说明了 CT、MRI 和 PET 各自检查的特点和有效实例。目前，硬化型胃癌的影像学检查除了通过一般 CT 检查诊断恶性肿瘤进展程度外，MRI 和 PET 检查的必要性较低，但 PET 检查可以利用高特异性其来诊断远处转移。

矶崎和松原分别从手术切除和化疗的角度执笔介绍了硬化型胃癌的治疗方法。在硬化型胃癌的手术治疗中，通过扩大手术来治愈的时代已经结束，而根据每位患者的病理情况进行综合治疗，在保持 QOL 的同时延长患者的生存期更为重要。松原就硬化型胃癌的化疗，详细讨论了近年来胃癌药物治疗的进步和治疗体系，虽然很难开发出专门针对硬化型胃癌的治疗方法，但可以通过参考亚组分析来预测现有治疗药物的疗效，并得出结论，多种药物联合治疗策略很重要。随着硬化型胃癌基因组分析的进展，有望可以促进新药的研发。最近的基因组分析结果也表明，对于现有的分子靶向治疗和免疫检查点抑制剂来说，硬化型胃癌并不是一个好的靶点。但是目前已经发现了的异常RHOA信号通路等新的候选靶点，有望在未来开发出新的治疗方法。此外，日本人群中CDH1的高概率胚胎细胞变异也很突出，这有望成为硬化型胃癌有效预防和筛查的指标。

另外，主题病例投稿的3个病例都是临床上大家感兴趣的病例。

本书是由各领域专家综合撰写了关于硬化型胃癌的最新研究成果，可读性极强。我希望您能仔细阅读本书，并将其作为今后应对预后不良的硬化型胃癌的参考基础。

国药准字Z33020174
浙药广审（文）第250401-00420号

养胃颗粒
YANGWEI KELI

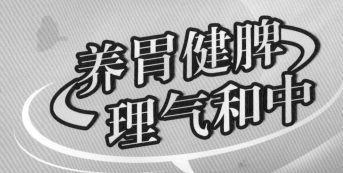

养胃健脾
理气和中

▶ 用于

· 脾虚气滞所致的胃痛，症见胃脘不舒　· 胀满疼痛
· 嗳气食少　· 慢性萎缩性胃炎见上述证候者。

【成份】炙黄芪、党参、陈皮、香附、白芍、山药、乌梅、甘草。

【禁忌】本品不宜与含有藜芦、海藻、京大戟、红大戟、甘遂、芫花成份的中成药同用。

【不良反应】应用本品时可能出现腹泻、恶心、呕吐、腹痛、皮疹、瘙痒等不良反应。

请按药品说明书或者在药师指导下购买和使用

广告

本广告仅供医学药学专业人士阅读

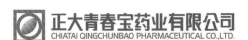

正大青春宝药业有限公司
CHIATAI QINGCHUNBAO PHARMACEUTICAL CO.,LTD.